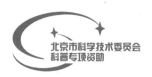

父母必读 养育系列图书　　北京市科学技术委员会 科普专项资助

预防接种知识问答 儿童篇

孙美平◎主编　　卢莉　吴疆◎副主编

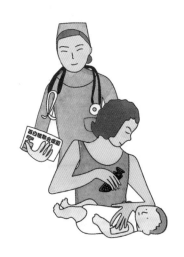

北京出版集团公司
北京出版社

图书在版编目（CIP）数据

预防接种知识问答. 儿童篇 / 孙美平主编. — 北京：
北京出版社，2017.11
ISBN 978-7-200-13710-1

Ⅰ. ①预… Ⅱ. ①孙… Ⅲ. ①儿童— 疫苗— 预防接种
— 问题解答 Ⅳ. ①R186-44

中国版本图书馆CIP数据核字（2017）第307819号

预防接种知识问答　儿童篇
YUFANG JIEZHONG ZHISHI WENDA　ERTONG PIAN

孙美平　主编
卢莉　吴疆　副主编

＊

北 京 出 版 集 团 公 司
北 京 出 版 社　出版
（北京北三环中路6号）
邮政编码：100120

网　　址：www.bph.com.cn

北 京 出 版 集 团 公 司 总 发 行
新 华 书 店 经 销
北京瑞禾彩色印刷有限公司印刷

＊

710毫米×1000毫米　16开本　9.25印张　88千字
2017年11月第1版　　2017年11月第1次印刷

ISBN 978－7－200－13710－1
定价：35.00 元
如有印装质量问题，由本社负责调换
质量监督电话：010－58572393

《预防接种知识问答　儿童篇》编委会

主　编：孙美平

副主编：卢莉　吴疆

编　委：（按拼音排序）

崔玉涛　北京崔玉涛儿童健康管理中心　主任医师

纪文艳　北京市预防医学研究中心　副研究员

卢　莉　北京市疾病预防控制中心　主任医师

刘东磊　北京市疾病预防控制中心　主任医师

刘兆秋　清华大学第一附属医院　副主任医师

马　蕊　北京市疾病预防控制中心　主管医师

苗　良　北京市疾病预防控制中心　主管医师

孙美平　北京市疾病预防控制中心　主任医师

吴　疆　北京市疾病预防控制中心　主任医师

秘　书：张芮仙　首都医科大学附属北京同仁医院　医师

序一

  每个新生儿从出生的第一天起，就开始接种疫苗，疫苗的保护将会伴随其一生。疫苗，18世纪由一位英国乡村医生发现，给全世界的儿童与家长带来了抵抗疾病、消灭疾病的希望，疫苗接种为人类预防传染病所发挥的巨大功效，已历经了上百年的验证。

  从人类第一支疫苗——牛痘疫苗的产生，到当今时代，随着疫苗相关的科学技术发展与生产工艺水平提高，疫苗的品种和所能预防疾病的种类也大大增加。人们早期熟悉的有脊灰疫苗、麻疹疫苗、百白破疫苗；后来出现的流脑疫苗、乙脑疫苗、乙肝疫苗、甲肝疫苗；再后来的流感疫苗、水痘疫苗、Hib疫苗、肺炎疫苗、人乳头瘤疫苗。伴随着科学技术的发展，新的疫苗还将不断出现。

  随着国家免疫规划的扩展，以及疫苗品种的更新换代和新疫苗的不断出现，接种医生和儿童家长了解疫苗的愿望也日益增强。如何为孩子选择疫苗，孩子生病了如何接种疫苗，孩子出国或迁居后的疫苗接种记录怎么延续，疫苗接种后发生不良反应怎么办……家长既想为孩子接种疫苗以获得保护，又担心接种疫苗可能带来的风险，医生既想为孩子提供好接种服务，也想解答好家长关于疫苗接种的咨询。

《预防接种知识问答　儿童篇》正是基于这种情况，参考了国家最新的技术规范、规章制度、法律法规的内容，结合从长期预防接种实际工作中获得的实践经验，分别从接种医生和儿童家长的角度，梳理出了接种医生和儿童家长最关心、最想了解的问题，采用浅显易懂的语言和配以生动插图的方式，对儿童疫苗接种中可能遇到的方方面面问题，给予了简洁的解答。

儿童是国家的未来，疫苗接种保护儿童健康，为家庭带来希望与快乐。愿这本书能够成为儿童家长的咨询专家，更能成为接种医生的好助手，让我们的生活更加美好！

赵铠

中国工程院院士

序二

　　中华人民共和国成立后，我国开展了大规模的儿童疫苗接种，先后经历了预防接种时期、计划免疫时期和免疫规划时期。全国从广泛开展牛痘疫苗接种，到最后一例天花止于 1961 年，比全球宣布消灭天花的时间，提前了近 20 年。我国儿童通过免费获得免疫规划各种疫苗的接种，有效地控制了严重威胁儿童健康的多种传染病，如脊髓灰质炎、麻疹、白喉、百日咳、新生破伤风、流脑、乙脑、乙肝、甲肝，使传染病在中国居民死因顺位排序中从第一位降到第九位。为了做好疫苗接种工作，以保护儿童健康，我国建立了一整套具有中国特色的、高效的预防接种服务体系，基层接种医生在这个体系的终端，为广大儿童提供疫苗接种服务。

　　2016 年国务院修订并重新颁布的《疫苗流通和预防接种管理条例》对疫苗接种工作提出了更高的要求，也使其更加规范。随着社会经济的快速发展，公众对健康需求日益多元化，人们对预防接种服务的认识，从按免疫程序被动地接种疫苗，逐步转化为主动地了解疫苗、选择疫苗、重视安全接种。科学技术的不断发展与新疫苗的不断出现，使接种医生和儿童家长在疫苗接种的前、中、后的各个过程中，对疫苗的品质、储运冷藏条件、规范接种、免疫效果和不良反应等各方面更加关注，并达到了有史以来的最高点。但上述内容的解读来源纷杂，使得儿童家长和接种医生难以辨识和取舍。

本书编委会通过与儿童家长、接种医生的深入交流，现场调研了解，多媒体搜索等方式，广泛收集和梳理了当前的高关注、高频率的儿童疫苗接种相关问题，并将所收集的问题进行了系统归纳，分为三个部分共十三章，130个问题进行解答。力求每一个解答做到科学、规范和有据。

我们希望这本书能够成为接种医生案头常备用书，也能成为儿童家长的疫苗接种知识宝典，更能成为儿童健康成长的阳光雨露。

由于编写人员水平有限，书中疏漏在所难免，欢迎广大读者和预防接种工作者指正，以便我们在将来的再版中加以修改和完善。

编委会

目录

第一部分　儿童家长关心的疫苗接种问题

第一章　关于疫苗的常识

第二章　接种疫苗前后家长需要关注的事项

第三章　家长关心的常见疫苗接种问题

第四章　　孩子生病了怎么接种

第五章　　接种疫苗后发生不良反应怎么办

第六章　　特殊需求儿童的预防接种

第二部分　　接种医生关心的疫苗接种问题

第七章　　疫苗与预防接种

第八章　疫苗免疫的基础知识

第九章　免疫程序与免疫策略

第十章　疫苗的采购与储运

第十一章　不同国家与地区的儿童免疫程序

第三部分　预防接种法律规章与宣传主题

第十二章　预防接种的重要法律与规章

第十三章　全国预防接种宣传日

附：常用疫苗中英文名称及简称对照表

第一部分

儿童家长关心的
疫苗接种问题

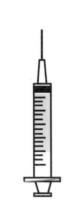

第一章
关于疫苗的常识

Q1 什么是疫苗？

A：疫苗是预防、控制传染病的预防性生物制品。

我国国务院颁布的《疫苗流通和预防接种管理条例》（2016 年修订版）中将疫苗定义为：为了预防、控制传染病的发生、流行，用于人体预防接种的疫苗类预防性生物制品。这一定义在我国预防接种实际工作中被广泛使用。

Q2 疫苗是如何被发明和使用的？

A：世界上第一支疫苗是预防天花的牛痘疫苗。

天花是一种烈性传染病，曾经给人类的健康带来极大威胁。1796 年，英国的爱德华·琴纳医生用一名挤牛奶女工手上发生的牛痘疱浆，给一名 8 岁的儿童接种，这名儿童的接种部位发生了溃疡，但没有出现全身症状，受此启发，牛痘疫苗随后问世，并逐渐得到各国认可，用以安全有效地预防天花。

正是由于牛痘疫苗被广泛应用，1980 年，世界卫生组织在第 33 届世界卫生大会上正式宣布，全球已消灭了天花，这标志着人类不会再受天花的危害了，同时全球开始停止接种牛痘疫苗。

而当时，爱德华·琴纳并不知道牛痘疫苗的机制，只是凭着一名医生对实践工作经验的总结所做的一次尝试。随着科学的发展和显微镜的发明，科学家证实了传染病是由微生物引起的。法国的路易斯·巴斯德开始利用减毒的微生物制成疫苗，1885 年，他制成了减毒狂犬病疫苗，给一名被狂犬咬伤的 9 岁儿童接种，这名儿童获得了保护而没有发病。德国的科赫作为细菌学奠基人，于 1890 年成功研制出了预防结核的结核菌素。

在巴斯德和科赫研究成果的推动下，可以引起疾病的微生物相继被发现，19 世纪末至 20 世纪初，随着微生物学与免疫学的迅猛发展，更多的疫苗相继问世，其应用也越来越广泛，并成为人类预防疾病的重要手段。

Q3 世界卫生组织为什么提倡为儿童接种疫苗？

A：为保证儿童健康成长，降低儿童的患病死亡率，世界卫生组织实施了全球免疫战略。

世界卫生组织提倡为儿童常规接种疫苗，实施全球免疫战略，每年可避免 200 万 ~ 300 万的儿童因为感染疾病而死亡，如果全球疫苗接种覆盖面得到改进，还可以进一步避免 150 万左右的儿童因病死亡。

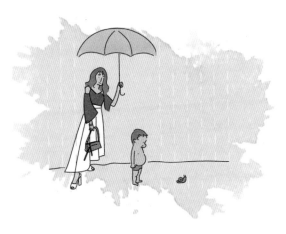

同时，世界卫生组织还提倡扩大免疫接种疫苗的种类，使用新疫苗进一步降低儿童死亡率，新疫苗包括：b 型流感嗜血杆菌结合疫苗、肺炎球菌结合疫苗、轮状病毒疫苗、人乳头瘤病毒疫苗等。

Q4 儿童需要常规接种的疫苗有哪些?

A: 我国为适龄儿童提供常规的预防接种服务。

在我国《预防接种工作规范》(2016 年版)中疫苗使用规定:第一类疫苗中的国家免疫规划疫苗包括儿童常规接种疫苗和重点人群接种疫苗。其中儿童常规接种的疫苗包括:

● 重组乙型肝炎疫苗(乙肝疫苗,HepB)

● 卡介苗(BCG)

● 脊髓灰质炎(脊灰)灭活疫苗(脊灰灭活疫苗,IPV)

● 口服脊灰减毒活疫苗(脊灰减毒活疫苗,OPV)

● 无细胞百日咳白喉破伤风联合疫苗(百白破疫苗,DTaP)

● 白喉破伤风联合疫苗(白破疫苗,DT)

● 麻疹风疹联合减毒活疫苗(麻风疫苗,MR)

● 麻疹腮腺炎风疹联合减毒活疫苗(麻腮风疫苗,MMR)

● 甲型肝炎减毒活疫苗(甲肝减毒活疫苗,HepA-L)

● 甲型肝炎灭活疫苗(甲肝灭活疫苗,HepA-I)

● 乙型脑炎减毒活疫苗(乙脑减毒活疫苗,JE-L)

● 乙型脑炎灭活疫苗(乙脑灭活疫苗,JE-I)

● A 群脑膜炎球菌多糖疫苗(A 群流脑多糖疫苗,MPSV-A)

● A 群 C 群脑膜炎球菌多糖疫苗（A 群 C 群流脑多糖疫苗，MPSV-AC）

这些疫苗的接种对象、接种剂次及时间间隔、起始月龄、接种部位、接种途径和剂量，按照国家卫生计生行政部门公布的免疫程序执行。

此外，省级增加的国家免疫规划疫苗，是省级人民政府在执行国家免疫规划时，根据辖区的传染病流行情况、人群免疫状况等因素，增加免费向公民提供接种的疫苗种类或剂次。疫苗的使用原则依照有关部门制订的方案执行，并报国务院卫生计生主管部门备案。因此，在上述疫苗基础上，有条件的省市还自行增加了一些疫苗，所以各省儿童常规接种的疫苗品种可能略有不同。

Q5 什么是减毒活疫苗？

A：减毒活疫苗是将病毒或细菌的毒力降低至不能使人致病，但又保留其活性状态，能刺激人体产生免疫应答的疫苗。

减毒活疫苗是通过人工方法，将致病的病毒或细菌的毒力降低至不能使人致病，又保留了刺激人体产生免疫应答能力的状态，使受种者在不得病的情况下获得对特定疾病的免疫力。

常见的减毒活疫苗有：卡介苗、脊髓灰质炎减毒活疫苗、麻疹腮腺炎风疹联合减毒活疫苗、水痘减毒活疫苗、轮状病毒减毒活疫苗等。

减毒活疫苗接种后，可以在人体内生长繁殖，刺激人体产生免疫应答，全过程类似轻型、没有症状的自然感染。通常，减毒活疫苗接种的剂次数比灭活疫苗少，接种后产生的抗体水平和持久时间也会高和长于灭活疫苗。

> **特别提醒**
>
> 免疫功能缺陷者不能接种减毒活疫苗，因为减毒活疫苗可能会在免疫功能缺陷者体内过度复制，由此会引发严重的疫苗不良反应。

Q6 什么是灭活疫苗？

A：灭活疫苗中的病毒或细菌已无活性，人体需要多次接种，所产生的抗体才能达到保护水平。

灭活疫苗是将致病的病毒或细菌培养后灭活，将灭活的病原体直接制备成疫苗，或将其裂解后提取主要抗原成分制备成疫苗。

目前儿童接种的疫苗以灭活疫苗为主，如常用的有流脑多糖疫苗、百白破疫苗、流感裂解疫苗、甲肝灭活疫苗等。

这类疫苗的特点是，第一次接种只起到"启动"人体免疫系统的作用，产生的抗体不能达到保护水平，需要接种第 2 剂次或第 3 剂次后，抗体才能达到预期水平。

因免疫功能缺陷不能接种减毒活疫苗的儿童，可以采用接种具有同样预防功效的灭活疫苗来替代，以避免感染特定的疾病，但这类儿童的免疫应答效果可能会低于免疫功能正常的儿童。

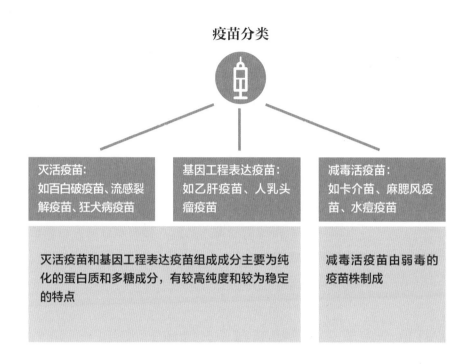

疫苗分类

灭活疫苗：如百白破疫苗、流感裂解疫苗、狂犬病疫苗	基因工程表达疫苗：如乙肝疫苗、人乳头瘤疫苗	减毒活疫苗：如卡介苗、麻腮风疫苗、水痘疫苗
灭活疫苗和基因工程表达疫苗组成成分主要为纯化的蛋白质和多糖成分，有较高纯度和较为稳定的特点		减毒活疫苗由弱毒的疫苗株制成

Q7 什么是联合疫苗？

A：联合疫苗是接种一种疫苗可以预防多种传染病。

联合疫苗将多种病原微生物制备成为一种疫苗，达到接种一种疫苗就可以预防多种疾病的目的。比如，麻疹腮腺炎风疹联合减毒活疫苗是将麻疹、流行性腮腺炎、风疹的疫苗联合起来；无细胞百日咳白喉破伤风联合疫苗，是将百口咳菌体、白喉类毒素、破伤风类毒素联合起来，从而实现了接种一种疫苗可以同时预防三种传染病的目的。目前世界上还没有我们所期盼的只接种一种疫苗就能预防所有传染病的疫苗。

Q8 什么是多价疫苗?

A：多价疫苗就是可以预防一种病毒（或一种细菌）的多个可使人致病的血清型别的疫苗。

可以预防一种病毒或细菌的多个致病性血清型别的疫苗，被称为多价疫苗。比如，脊髓灰质炎灭活疫苗就包括Ⅰ、Ⅱ、Ⅲ型的3个血清型别，接种后可产生针对这3个血清型别的抗体，能预防脊灰质炎病毒感染。又比如A群C群流脑疫苗，是将A群和C群的流行性脑脊髓膜炎球菌多糖抗原混合制成的疫苗，接种后可以预防这两种血清群的感染。

Q9 联合疫苗、多价疫苗有什么优点?

A：减少接种疫苗的次数，增加可预防的疾病或致病血清型别的数量。

目前，具有代表性的多联多价疫苗是脊髓灰质炎吸附百白破Hib联合疫苗，可以预防5种病毒或细菌导致的疾病，其中脊髓灰质炎因含有Ⅰ、Ⅱ、Ⅲ型的血清型别又是多价疫苗，所以它是一种多联多价疫苗。

与预防单一疾病或单一血清型别的疫苗相比较，多联多价疫苗能增加可预防疾病的种类和致病血清型别的数量，明显减少了儿童接种疫苗的剂次，从而有效减少接种疫苗后偶合病症的机会，因而受到家长和接种医生的欢迎。

Q10 细菌多糖疫苗与多糖结合疫苗有什么区别?

A: 2 岁以下的儿童,接种多糖疫苗不能产生良好的保护作用,而接种多糖结合疫苗则可以起到良好的保护作用。

多糖疫苗是将细菌中具有半抗原作用的多糖提取制备成疫苗,如脑膜炎球菌多糖疫苗、肺炎球菌多糖疫苗。2 岁以下的儿童由于免疫系统尚未发育完善,对仅有半抗原作用的多糖疫苗不能产生良好的免疫应答,因此接种后不能产生良好和持久的保护作用,如 A 群流脑多糖疫苗接种后产生的抗体维持的时间较短。

多糖结合疫苗是将细菌中的多糖抗原与某种蛋白质结合,形成具有全抗原作用的多糖蛋白结合疫苗。2 岁以下的儿童虽然免疫系统尚未发育完善,但接种这类疫苗后能产生免疫记忆反应,可以产生较好的免疫应答,如,肺炎球菌多糖结合疫苗。

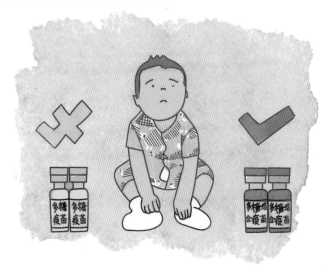

Q11 进口疫苗与国产疫苗有区别吗?

A: 进口疫苗和国产疫苗主要区别是疫苗生产地域不同,但都安全有效。

无论是进口疫苗还是国产疫苗,只要是通过了国家食品药品监督管理局的注册审批与签发,都是安全有效的疫苗。二者不同之处,可能体现在以下几方面。

国产疫苗与进口疫苗的不同之处举例

项目	国产	进口
疫苗株不同	国产含麻疹成分疫苗的麻疹疫苗株为沪$_{191}$株	原进口含麻疹成分疫苗的麻疹疫苗株为 Edmonston 株
免疫程序或接种对象的起始年龄不同	国产麻腮风疫苗的初次接种年龄为 8 月龄及以上	原进口麻腮风疫苗初次接种年龄为 1 岁及以上
适应证或禁忌有差别	国产流感疫苗说明书规定孕妇是否接种应遵循临床医生的意见	国外流感疫苗说明书则为可以考虑怀孕 3 个月后使用
生产工艺或原、辅料不同	国产人用狂犬病疫苗为 Vero 细胞培养	进口人用狂犬病疫苗为鸡胚细胞培养

Q12 家长如何选择进口疫苗与国产疫苗？

A：根据接种对象年龄、适用人群、禁忌与适应证等来选择使用。

目前，我国疫苗的监管水平已经达到世界卫生组织标准并通过了验收。

2010 年以后，进口的减毒活疫苗逐渐退出了中国，因为这些疫苗中的抗生素残留量没有达到 2010 年版《中华人民共和国药典》标准，所以被取消了进口资格。因此，从疫苗使用的角度考虑，对预防同一种疾病的国产疫苗或进口疫苗，应仔细阅读疫苗说明书，在比较、分辨了两种疫苗的接种年龄、适用人群、禁忌与适应证等之后，再选择使用。

Q13 什么是第一类疫苗？什么是第二类疫苗？

A：第一类疫苗是免费的，必须接种。第二类疫苗是自费的，自愿接种。

我国《疫苗流通和预防接种管理条例》（2016 年修订版），将人用预防性疫苗分为第一类疫苗和第二类疫苗，这是我国特有的分类方式。

第一类疫苗与第二类疫苗表

项目	第一类疫苗	第二类疫苗
费用	免费。由政府免费向公民提供	自费
接种模式	必须接种。第一类疫苗是公民应当依照政府的规定受种的疫苗，包括国家免疫规划确定的疫苗，省、自治区、直辖市人民政府在执行国家免疫规划时增加的疫苗，以及县级以上人民政府或者其卫生主管部门组织的应急接种或者群体性预防接种所使用的疫苗	自愿接种
种类	乙肝疫苗（HepB）、卡介苗（BCG）、脊灰灭活疫苗（IPV）、脊灰减毒活疫苗（OPV）、百白破疫苗（DTaP）、白破疫苗（DT）、麻风疫苗（MR）、麻腮风疫苗（MMR）、甲肝减毒活疫苗（HepA-L）、甲肝灭活疫苗（HepA-I）、乙脑减毒活疫苗（JE-L）、乙脑灭活疫苗（JE-I）、A群流脑多糖疫苗（MPSV-A）、A群C群流脑多糖疫苗（MPSV-AC）	水痘疫苗、肺炎球菌疫苗、Hib疫苗、轮状病毒疫苗等

特别提醒

在实际使用中会遇到这样的情况：同一种疫苗既是第一类疫苗，也是第二类疫苗。比如，乙肝疫苗，新生儿所用的疫苗由政府免费提供，属于第一类疫苗，而成年人接种的乙肝疫苗为自愿、自费接种，属于第二类疫苗。

Q14 如何选择第一类疫苗和第二类疫苗？

A：如何选择第一类疫苗和第二类疫苗，目前尚无标准，根据实际使用经验，可以遵循四个原则。

第一，优先选择第一类疫苗，即免费疫苗。因为第一类疫苗是经过了国际、国家证实，或国家级、省级的论证，均有明确的科学依据，安全性、有效性很高。

第二，选择有同种预防功效疫苗，替代接种禁忌疫苗。在实际接种时，会遇到儿童对某一种第一类疫苗有接种禁忌，经医生评估后，可选择第二类疫苗中具有同种预防功效、不含接种禁忌的同种类疫苗替代。比如，儿童正在接受免疫抑制治疗或患免疫功能缺陷时，不能接种减毒活疫苗，可以选择预防同一种疾病的灭活疫苗来替代，但也要注意其接种疫苗后的免疫效果可能会低于免疫功能正常的儿童。

第三，选择国际上已纳入免疫规划的疫苗做补充。在我国的第二类疫苗中，有一些在国际上已纳入免疫规划（第一类疫苗），只是考虑到国内还缺乏与这些疫苗相关疾病的流行病学基础数据、适宜经济条件和实施可行性等综合因素，在我国现阶段尚未纳入第一类疫苗中。家长可以根据孩子的身体健康需求情况，选择是否接种这类疫苗，比如，水痘疫苗、肺炎球菌疫苗、Hib 疫苗等。

第四，选择联合疫苗可以明显减少注射次数和偶合病症的机会。第二类疫苗中有不少联合疫苗，如甲型乙型肝炎联合疫苗、灭活脊髓灰质炎吸附无细胞百白破 b

型流感嗜血杆菌联合疫苗（俗称五联苗）等。接种联合疫苗可以同时预防多种疾病，明显减少儿童接种疫苗的次数，以及减少偶合病症的机会。

Q15 什么是疫苗成分？

A: 疫苗成分除含有可以预防疾病的抗原成分外，还含有一些其他成分。

疫苗主要成分是抗原，即刺激人体产生免疫应答获得抗体的成分，同时还含有极少量的其他成分，如: 佐剂、防腐剂、稳定剂等辅助成分。这些成分在制备疫苗或确保疫苗安全有效性方面都有其必要的作用。

Q16 常见的疫苗其他成分有哪些？

A: 疫苗的其他成分会随疫苗的制备工艺不同而有所不同。

常见的疫苗其他成分表

疫苗其他成分	作用	举例
佐剂	有助于刺激人体对抗原的免疫反应	如氢氧化铝
防腐剂	防止疫苗生产过程中的微生物污染	如硫柳汞，苯酚
稳定剂	保持疫苗在运输和储存期间有效	如糖、蛋白质
工艺残留物	如用于灭活病毒或毒素脱毒的甲醛；为防止细菌污染使用的抗生素，以及供生长足够的病毒株或细菌株的人或动物的血清白蛋白	

注: 每种疫苗所含的成分，以说明书为准。

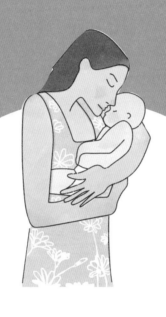

第二章
接种疫苗前后家长
需要关注的事项

Q17 从哪些途径可以获得预防接种的信息？

A：可以从预防接种服务机构和管理部门获得预防接种信息。

家长可以通过以下几个途径获得预防接种的信息。

● 拨打 12320 公共卫生咨询电话或向居住地所在社区居委会咨询，了解所属预防接种门诊的具体地址、服务时间等基本信息。

● 向承担居住地预防接种工作的就近医院预防接种门诊或社区卫生服务中心预防接种门诊咨询，了解办理预防接种手续以及所接种疫苗等相关信息。

● 如果上述途径仍不能解决疑问，也可以访问当地疾病预防控制中心的网站，获得解答。

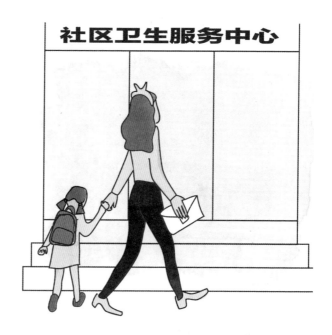

Q18 获得预防接种信息的官方网站有哪些？

A：想要获得准确的预防接种信息，可以访问专业卫生机构的官方网站。

● 世界卫生组织（WHO）官方中文网站：http://www.who.int/zh/

● 中国疾病预防控制中心免疫规划中心官方网站：http://www.chinacdc.cn/

● 各省、市、区县疾病预防控制中心官方网站，以北京为例，北京市疾病预防控制中心官方网站：http://www.bjcdc.org/

● 各区疾病预防控制中心官方网站，如北京市西城区疾病预防控制中心官方网站：http://cdc.bjxch.gov.cn/index.ycs；北京市丰台区疾病预防控制中心官方网站：http://www.ftcdc.cn/

Q19 应该到哪里给孩子接种疫苗？家长能自己选择接种疫苗的地点吗？

A：可以到家庭居住地所属的社区卫生服务中心或医院预防接种门诊接种疫苗。

孩子出生的第一天，会在医院产科完成乙肝疫苗和卡介苗的接种。随着孩子的成长，后续还会接种很多疫苗。

为方便孩子接种疫苗，我国儿童的预防接种实行属地化管理。家长应在孩子出生后一个月内，携带医院出具的乙肝疫苗和卡介苗接种记录、居住证明等，主动到孩子居住地所属的社区卫生服务中心或医院预防接种门诊，为孩子办理预防接种证，建立预防接种卡（或电子接种记录）。办理手续时，接种医生会为孩子预约接种疫苗的时间，如打印接种预约单或在预防接种证上做预约记录。

无论是新生儿还是新迁入儿童（包括外来务工人员子女），都可以到现居住地的预防接种门诊办理预防接种手续，享受预防接种服务。

特别提醒

遇到孩子长期居住地点发生变化或外出时间较长时，家长应主动携带其预防接种证，及时到原预防接种门诊办理迁出手续，再到新居住地的预防接种门诊办理迁入手续，保证孩子能按照免疫程序继续接种疫苗，避免因居住地发生变化漏种疫苗。

Q20 新生儿在产科如何接种疫苗？接种记录如何转到预防接种门诊？

A：新生儿出生后第一天在医院产科接种卡介苗和乙肝疫苗。

新生儿出生当天，所在医院的产科会接种乙肝疫苗和卡介苗，出院前会将疫苗接种记录交给家长。家长应携带该接种记录，到居住地所属的社区卫生服务中心预防接种门诊或医院预防接种门诊为孩子办理预防接种证，接种医生会将这两种疫苗的接种记录，补登在预防接种证上，同时登记入预防接种卡（或电子接种记录）。

Q21 在接种门诊给孩子接种疫苗时的主要流程是什么?

A: 主要流程为登记、体检、查证、预约、接种、留观,每个流程都不能少。

　　家长带孩子到接种门诊后,首先要进行登记,完成孩子的询问体检,查验预防接种证,医生口头告知或双方签署《知情同意书》,如孩子有身体不适或疾病史,家长要主动告知医生。同时医生会预约下一次接种疫苗时间。

　　通过询问体检的孩子,可以接种疫苗,第二类疫苗需要先交费后接种。接种疫苗后,需要在接种门诊留观30 分钟后再离开。

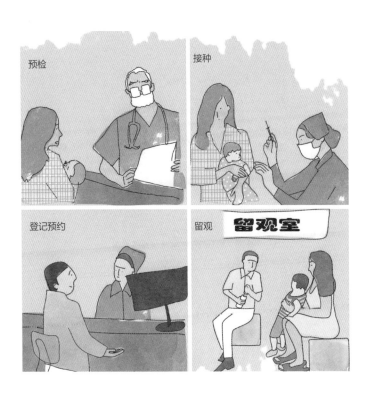

儿童预防接种参考流程

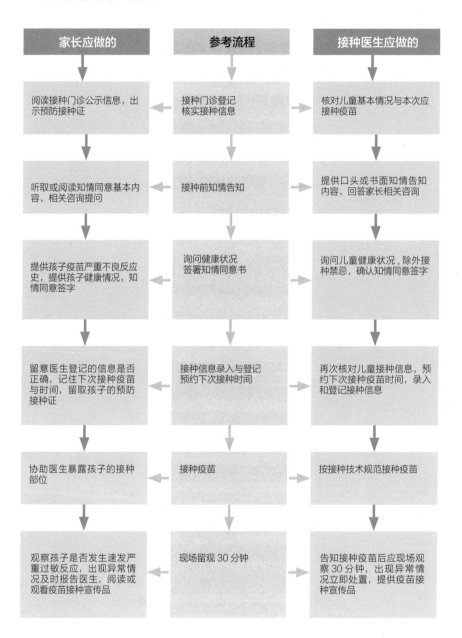

家长应做的	参考流程	接种医生应做的
阅读接种门诊公示信息，出示预防接种证	接种门诊登记核实接种信息	核对儿童基本情况与本次应接种疫苗
听取或阅读知情同意基本内容，相关咨询提问	接种前知情告知	提供口头或书面知情告知内容，回答家长相关咨询
提供孩子疫苗严重不良反应史，提供孩子健康情况，知情同意签字	询问健康状况签署知情同意书	询问儿童健康状况，除外接种禁忌，确认知情同意签字
留意医生登记的信息是否正确，记住下次接种疫苗与时间，留取孩子的预防接种证	接种信息录入与登记预约下次接种时间	再次核对儿童接种信息，预约下次接种疫苗时间，录入和登记接种信息
协助医生暴露孩子的接种部位	接种疫苗	按接种技术规范接种疫苗
观察孩子是否发生速发严重过敏反应，出现异常情况及时报告医生，阅读或观看疫苗接种宣传品	现场留观30分钟	告知接种疫苗后应现场观察30分钟，出现异常情况立即处置，提供疫苗接种宣传品

Q22 给孩子接种疫苗前，家长应做好哪些准备？

A：带预防接种证，给孩子穿宽松的且容易穿脱的衣服，如实告知医生孩子近期的健康状况。

孩子接种疫苗前，家长需要做好以下几件事。

● 提前准备好孩子的预防接种证。以免到了接种门诊因忘带预防接种证而无法接种，使得孩子错失一次接种疫苗的时机。

● 保持孩子接种部位皮肤清洁和身体清爽。给孩子穿宽松、易穿脱的衣服，以方便暴露接种部位（胳膊或者大腿），便于医生操作。

● 接种前需要告诉医生，孩子近期是否患病和当前的健康状况，并告知上一次接种疫苗后是否出现过不适或过敏情况，以便医生掌握疫苗接种禁忌，决定本次是否给孩子接种疫苗。

● 认真听取接种医生的口头知情告知或阅读《知情同意书》，了解本次接种疫苗的相关内容，并签字或签字后留存底联。

Q23 给孩子接种疫苗时，家长要做哪些配合工作？

A：脱好孩子的衣服，固定好孩子的体位，安抚好孩子的情绪。

接种疫苗前，医生需要核对孩子接种的基本信息。家长要安抚好孩子，如果是小月龄婴儿，可以抱在怀里对着他微笑，稍大点儿的幼儿，可以跟他说些轻松的话题，分散注意力，缓解紧张情绪。同时，按照医生要求，给孩子脱好衣服，暴露出接种部位（大腿或者胳膊）。

接种疫苗时，家长要抱好孩子，固定好体位，尤其是接种疫苗的部位，避免接种时孩子哭闹挣扎，造成注射部位错位。

特别提醒

孩子打针疼了，哭一会儿很正常，要及时安抚、拥抱他，不要说诸如"勇敢的孩子不哭""你要勇敢，不能哭"之类的话。

Q24 给孩子接种疫苗后，还有哪些注意事项是家长需要知道的？

A：留在接种门诊观察 30 分钟，当天不要洗澡，接种前后几天不要给孩子吃不易消化的食物。

孩子接种疫苗后，家长不要匆忙回家，需要做以下几件事。

● 要留观 30 分钟，观察孩子是否发生罕见的速发性严重过敏反应，以便在第一时间得到救治。同时询问接种医生，回家后遇到孩子发热等不适应如何处理，留存咨询电话。确定孩子无不适后，才可离开医院。

● 如果接种口服减毒活疫苗，半个小时内不要给孩子进热食或哺乳。

● 回家后将预约的下次接种疫苗时间，在日历上做好标记。

● 接种疫苗当天，不要给孩子洗澡，避免注射针眼感染。

● 接种前后几天，不要给孩子吃新的且不易消化的食物，以防出现不良反应时，难以判断原因。

如果发现孩子有可疑的严重异常反应，一定要及时到医院就诊，避免延误治疗，同时告知接种单位，获得必要的支持服务。

特别提醒 绝大多数疑似严重异常反应的发病原因与接种疫苗无关，仅是发病时间与接种时间偶合，这种情况被称为偶合事件，不属于预防接种异常反应。

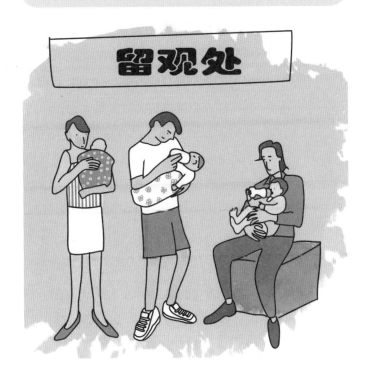

Q25 家长为什么要阅读预防接种知情同意书?

A: 预防接种知情告知与知情同意是医生和家长的责任。

医疗卫生人员在实施接种前,会告知受种者或者其监护人所接种疫苗的品种、作用、禁忌、不良反应以及注意事项,询问受种者的健康状况以及是否有接种禁忌等情况,并如实记录告知和询问的情况。受种者或者其监护人应当了解预防接种的相关知识,如实提供受种者的健康状况和接种禁忌等情况。

Q26 为什么要重视疫苗接种禁忌?

A: 疫苗接种禁忌很重要,家长必须了解并如实告知孩子的健康状况和曾有过的严重不良反应。

疫苗禁忌是指受种者自身存在能增加严重不良反应风险的罕见身体状况。忽视禁忌可能导致本可以避免的疫苗严重不良反应发生,所有疫苗通用的禁忌是对前一剂同样疫苗或疫苗的成分发生过严重过敏反应者。

多数禁忌是暂时的,可以在孩子身体康复或病情稳定后接种,比如,患急性和发热性疾病、慢性疾病急性发作期、进行性神经系统疾病,均不宜接种;正在接受免疫抑制剂治疗或免疫功能缺陷的孩子不能接种减毒活疫苗。总的来说,禁忌以所接种疫苗的说明书为依据。

在孩子接种疫苗前,家长要如实告诉医生孩子的健康状况和既往接种疫苗是否发生过严重不良反应等情况,这样可以帮助医生正确掌握孩子的疫苗接种禁忌。

由于每种疫苗的禁忌不尽相同，所以在接种时只能通过询问或简单体检判断一般禁忌，不可能对所有禁忌进行筛查，而且筛查费用昂贵，国际上不推荐接种前对所有禁忌进行常规筛查，总体比较，欧美主要国家的疫苗禁忌掌握要比我国宽松些。

Q27 国际上，公众对疫苗的安全有疑虑会造成什么影响？

A：公众过度疑虑疫苗的安全性，可能会引发不良后果。

2003 年 8 月，尼日利亚有人无根据地宣称，接种脊髓灰质炎疫苗（OPV）不安全，会导致儿童成年后不育。导致尼日利亚北部两个州停止接种脊髓灰质炎疫苗，其他州接种脊髓灰质炎疫苗者的比例也大幅下降。后果是脊髓灰质炎在尼日利亚北部发生大暴发，波及了该国多个以前没有脊髓灰质炎病例的地区。这次大暴发最终导致尼日利亚成千上万的孩子发生瘫痪，同时导致该疾病向其他 19 个已无脊髓灰质炎病例的国家传播。

此外，其他多个国家也发生过因预防接种不实信息散播，预防接种工作无法正常开展，导致人群免疫屏障出现漏洞，引起疫苗针对传染病暴发的情况。

Q28 如果不给孩子接种疫苗会导致什么后果？

A：如果孩子没有接种疫苗，他会成为疫苗所预防疾病的易感者。

新生儿出生后，会面临一些疾病的威胁，如百日咳、白喉、破伤风、甲肝、乙肝、麻疹、风疹、肺炎、脑膜炎等，而人体获得抵抗疾病的能力，可以通过自然感染的隐性感染或患病的方式，产生对这种疾病病原的特异性抗体。

婴幼儿由于自身的免疫功能尚未发育完全，如果只想通过原始的自然感染方式获得抗体，会让孩子的健康面临高风险。因此，通过接种疫苗刺激机体产生抗体，是婴幼儿预防感染或传染相关疾病的首选措施。

"上医治未病"，预防接种是预防传染病最安全、最有效和最便捷的治未病途径，这在全球已历经了上百年的验证。

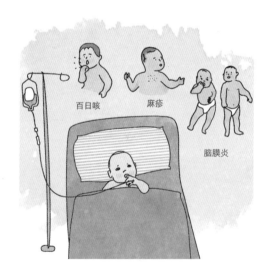

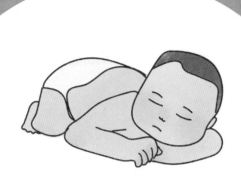

第三章
家长关心的常见
疫苗接种问题

Q29 接种疫苗后就一定不会得疫苗针对的疾病吗？

A：仍有可能得病，但发生的概率很小。

接种疫苗预防疾病的效果已得到充分肯定，但接种疫苗后，有的人仍有可能会得病，原因有以下三方面。

第一，任何疫苗的保护效果都达不到百分之百，由于个体差异免疫应答能力低等特殊原因，有少数人接种疫苗后，可能没有产生保护作用，仍有可能得病，这种情况被称为无效免疫。

第二，有的受种者会出现偶合发病。即在接种疫苗时，受种者已经处在该疫苗针对疾病的潜伏期，接种后，还没等到疫苗产生保护作用时就得病了，这种情况被称为偶合发病。

第三，接种疫苗后，人体内产生的特异性抗体水平会随着时间的延续逐渐衰退，当低于保护水平时，人也会感染发病，这种情况被称为抗体衰退。

有大量研究表明，接种疫苗的人与未接种疫苗的人相比，感染发病后的症状轻，病程也较短。

Q30 妈妈得过疫苗针对的传染病，孩子还需要接种相应的疫苗吗？

A：需要接种。

通常情况下，妈妈体内抵抗某种传染病的抗体可以通过胎盘传给胎儿，因此，新生儿出生后体内会存在母传抗体。但这种母传抗体随着孩子的月龄增长会逐渐消失，不同疾病的抗体消失时间会有所不同，孩子出生 6 个月后，因母传抗体消失而会成为传染病的易感者，一旦接触到传染源就会得病。因此，无论妈妈是否得过疫苗针对的传染病，孩子出生后仍然需要按照免疫程序及时进行疫苗接种。

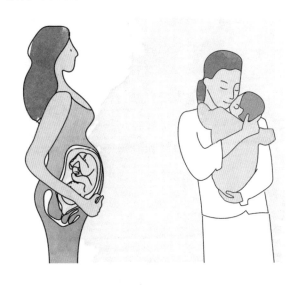

Q31 接种多种疫苗会影响孩子的免疫功能吗？

A: 接种多种疫苗并不会造成人体免疫力的下降。

人体的免疫系统能够一次对数百种抗原产生免疫应答，这个过程与生病一样，会不断地刺激免疫系统成熟，不仅不会降低免疫力，反而是增强机体免疫力的方法之一。

只要按预防接种工作规范接种疫苗，是不会降低人体免疫力的。

Q32 接种疫苗后没有发热，是否说明接种没有成功?

A：这种说法不科学。

疫苗接种后可刺激机体产生特异性免疫力的同时，也会发生不良反应，如发热，但由于每一个人对疫苗的敏感度会有差异，有些人接种后会出现一过性的发热反应，但多数人不会发生，这与是否接种成功并没有必然的联系。

虽然在接种疫苗前后，要进行血清学特异性抗体检测才能准确判断接种者体内是否产生了有效保护，但国际上并不推荐将这种检测作为免疫成功与否的常规检测项目，只是在开展疫苗免疫成功率监测时，才会进行此类检测。

Q33 接种疫苗后因病使用了抗生素，会影响疫苗的免疫效果吗?

A：接种疫苗后使用抗生素不会影响疫苗的免疫效果。

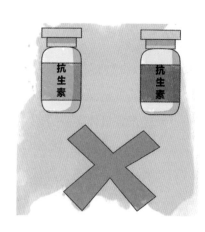

抗生素仅对细菌感染有效，但细菌类疫苗除卡介苗外均是灭活疫苗，所以接种疫苗后使用抗生素不会影响疫苗的免疫效果。

而病毒类减毒活疫苗属于病毒，抗生素对病毒无效，所以接种疫苗后使用抗生素，也不会影响病毒类疫苗的免疫效果。

Q34 不同年龄的孩子接种疫苗的最佳部位有什么不同吗？

A：通常婴儿选择在大腿外侧接种，幼儿选择在上臂外侧接种。

预防接种最常见的途径有：肌肉注射、皮下注射、皮内注射及口服。目前采用皮内注射方法的疫苗仅有卡介苗，其他多数疫苗则采用肌肉注射或皮下注射的方法，少数疫苗为口服。可以根据孩子的年龄选择不同的接种部位。

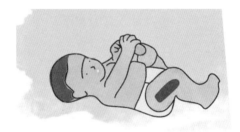

肌肉注射部位选择建议：3 岁以下婴幼儿首选大腿股外侧部位。3 岁及以上儿童为上臂三角肌部位。

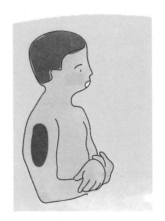

皮下注射部位选择建议：在上臂三角肌下缘部位。

Q35 可以提前接种疫苗吗？提前接种疫苗对孩子有不良影响吗？

A: 不按免疫程序提前接种疫苗，可能会影响免疫效果。

婴幼儿的免疫功能尚在发育过程中，如果不按免疫程序提前接种疫苗，可能会降低免疫效果，不能达到预期的抗体水平，也不能形成较持久的免疫保护。

因为疫苗接种起始月（年）龄的确定是基于避免母传抗体对疫苗免疫效果的干扰、个体免疫系统发育状况和传染病暴露风险等方面因素的综合评估，如果提前接种了疫苗，可能会因为母传抗体的干扰或婴幼儿自身免疫系统发育不成熟等原因，使疫苗接种后的免疫效果不理想，而需要在孩子到达相应的月（年）龄时，再重新接种，所以，家长应当按照免疫程序，适时带孩子接种疫苗。

在实际的儿童常规预防接种工作中，提前接种和疫苗基础免疫各剂次间隔时间短于 28 天，均被视为不合格接种。

初次应答及再次应答抗体产生的一般规律

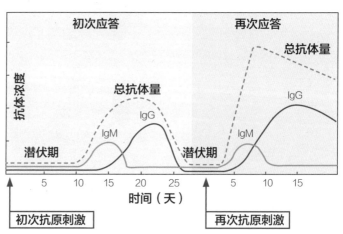

Q36 推迟接种疫苗对孩子有不良影响吗？

A：儿童按程序接种疫苗，可以及时获得免疫保护。

由于新生儿的免疫功能尚未发育完全，随着体内的母传抗体消失，容易感染各种传染病，这就是为什么大多数疫苗的基础免疫要在孩子 1 岁以内完成，及时接种疫苗可以让孩子尽早地获得免疫保护。因此，预防接种强调按免疫程序及时接种，避免因迟种、漏种，导致孩子不能及时获得对相应疾病的免疫保护，而感染发病。

《国家免疫规划疫苗儿童免疫程序及说明》（2016年版）规定：对于在推荐月（年）龄段错过接种疫苗的孩子，可以依据我国 14 岁以下儿童的第一类疫苗查漏补种规定获得补种。

Q37 是不是进口疫苗质量更好？

A：国产疫苗与进口疫苗没有好坏之分，应选择适合孩子健康需要的疫苗接种。

无论是国产疫苗还是进口疫苗，只要是通过国家食品药品监督管理总局注册审批上市的疫苗都是安全有效的。这些疫苗的安全性和有效性都是经过了人体临床验证的，是允许在人群中使用的。

● 有些品种的疫苗既有国产的，也有进口的，比如乙肝疫苗，主要是在生产工艺上有所区别。

● 有些疫苗目前只有进口的，没有国产的，比如肺炎球菌多糖结合疫苗，因为国产此种疫苗尚未上市。

● 有些疫苗只有国产的，没有进口的，比如乙脑疫苗，我国的该疫苗已达到国际领先水平，且已出口到多个国家。

总之，国产疫苗与进口疫苗并没有绝对的好坏之分，应选择适合孩子自身健康情况需要的疫苗接种。

Q38 产自不同厂家的预防同一种疾病的疫苗，可以替代接种吗？

A：如果因为无法获得使用原来厂家的疫苗，更换品牌对接种效果没有显著影响。

疫苗生产采用的是标准化的生产流程，不同厂家生产的同一种疫苗的主要标准基本相同，但疫苗注册前的临床试验是各自独立完成的。因此，如果是一种需要接种多剂次的疫苗，还是尽可能使用同一厂家生产的疫苗。如果因为各种原因无法获得使用原来厂家的疫苗，也可以用不同厂家生产的同一种疫苗来替代。

Q39 疫苗的品种越来越多，接种什么类型的疫苗能减少偶合病症的机会？

A：接种联合疫苗可以减少偶合病症的机会。

在疫苗安全有效的前提下，联合疫苗具有接种一种疫苗可以同时预防多种疾病的特点，接种后可以对几种疾病产生免疫保护作用，与预防单一疾病的疫苗相比较，能明显减少接种次数，从而也减少了接种疫苗后发生偶合病症的概率。

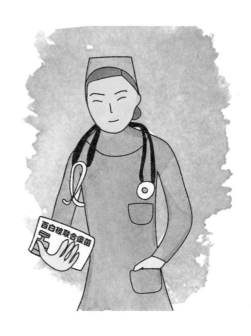

Q40 怎么知道孩子接种疫苗后是否产生了免疫效果？

A：任何疫苗在上市前均通过了人体的安全性和免疫有效性的临床试验评价。

在疫苗实际使用中，通常以此结果作为判断免疫效果的依据。但由于存在个体差异和其他影响接种效果的因素，实际工作中会由疾病预防控制机构定期组织，并抽取极少数的儿童进行血清学免疫成功率监测或开展健康人群疫苗针对疾病血清流行病学监测，日常是不开展对于个体的血清学抗体检测的项目。

Q41 需要多剂次接种的疫苗，每剂次接种的间隔多长时间合适？

A：只有疫苗各剂次间隔时间合理，才能产生良好免疫效果。

科学研究表明，有些疫苗需要多剂次接种，而每剂次接种的间隔时间合理，才可以产生良好的免疫效果。大多数疫苗的基础免疫需要接种 3 剂次，每剂次的间隔时间不低于 4 周，这样才能产生良好的免疫应答效果。

如果各剂次间隔的时间过长，会推迟孩子对相应传染病产生免疫保护的时间，而增加暴露相应疾病的风险。

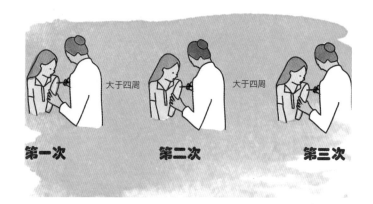

Q42 选择疫苗是否需要考虑接种途径？

A：在确保疫苗安全有效的前提下，接种途径不是首先考虑的因素。

目前，接种疫苗的途径主要有口服和注射。原则上，疫苗接种途径越接近病原体自然感染的途径，免疫效果越好，如口服脊髓灰质炎减毒活疫苗可以在肠道产生分泌型 IgA，而注射型脊髓灰质炎灭活疫苗则不能产生此抗体。相信随着技术的发展，将来疫苗的接种途径会变得多元化。

Q43 错过了某种疫苗的接种，还有必要进行补种吗？

A：有必要。

我国对 14 岁以下儿童的第一类疫苗接种有明确的查漏补种规定。在孩子入托和入学前都会查验预防接种证，发现有漏种的疫苗，会及时予以补种。每一种疫苗都有补种标准。

Q44 接种疫苗后，人体是否可以获得对疾病的终身免疫？

A：不一定。

人体通过基础免疫获得的特异性抗体，有些可以维持较长时间，无须加强免疫；有些在体内只能维持较短时间，在身体内抗体水平降低时，需要再接种 1 ～ 2 剂次，通过再次接种刺激机体产生抗体，使抗体维持在足以抵抗相应病原微生物的水平。

Q45 什么是预防接种人员的"三查七对"？

A："三查七对"是医生需要严格执行的操作规范。

预防接种人员在给孩子接种疫苗时需要严格执行"三查七对"，以减少意外和差错的发生。

"三查"：检查孩子健康状况和接种禁忌，检查核对孩子预防接种卡（或电子接种记录）与预防接种证记录，检查疫苗、注射器外观与批号、效期。

"七对"：核对孩子的姓名、年龄、拟接种疫苗的品名、规格、剂量、接种部位、接种途径。

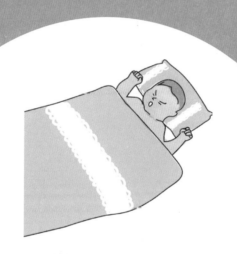

第四章
孩子生病了
怎么接种

Q46 什么情况下应该禁忌接种疫苗?

A: 机体处于某种疾病或特殊状态下,接种疫苗会增加发生严重不良反应的概率。

为避免发生疫苗接种后的不良反应,疫苗说明书中规定了受种者存在某种疾病或处于某种特殊状态时(生理或病理状态)不能或暂时不能接种疫苗,这就是我国疫苗接种的禁忌。

一般情况下,疫苗接种的禁忌主要包括以下情况。

● 已知对前一次接种该疫苗或所含任何成分过敏。

● 患急性疾病、严重慢性疾病、慢性疾病急性发作期和发热。

● 免疫功能缺陷、免疫功能低下和正在接受免疫抑制治疗(仅限减毒活疫苗)。

● 脑病,未控制癫痫和其他进行性神经系统疾病。

Q47 什么情况下应该暂缓接种疫苗?

A: 在疫苗接种禁忌中,多数情况仅需要暂缓接种。

疫苗禁忌是根据受种者机体健康状况进行判断的,多数情况下,机体疾病或某种特殊状态是暂时的,当疾病恢复或特殊状态不存在时,可以恢复疫苗接种或补种疫苗。

通常情况下,孩子出现以下情况,应暂缓接种。

● 发热。

● 各种疾病的急性期或发作期。

● 某种原因导致免疫功能低下。

孩子的疾病痊愈或稳定后，接种医生会根据其具体情况，考虑是否恢复接种。

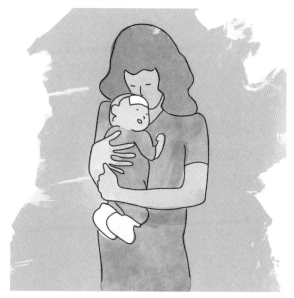

Q48 什么情况下应该慎重接种疫苗？

A：患严重慢性疾病、有严重过敏史、有癫痫史、个人或家族有惊厥史、近期使用过被动免疫制剂（如免疫球蛋白）等受种者应慎重接种。

疫苗慎用与接种禁忌不同，一般指机体处在某种状态下接种疫苗，可能会增加发生不良反应概率、影响疫苗效果，但所发生的概率要低于在禁忌情况下接种疫苗。

孩子处于慎用情况时并非完全不能接种疫苗，需要接种医生根据具体情况进行评估判定。

疫苗常见的慎用情况主要包括如下。

● 患严重慢性疾病。

● 有严重过敏史。

● 有癫痫史。

● 个人或家族有惊厥史。

● 近期使用过被动免疫制剂（如免疫球蛋白）。

Q49 不能接种疫苗的孩子怎么防病？

A：因禁忌不能接种疫苗的孩子，应积极治疗原发疾病，注意增强体质、加强个人防护。

有的孩子由于患病或者身体不适，不能接种疫苗，家长会担心孩子更容易生病，而忧心忡忡。怎么做才能保证孩子健康，远离疾病呢？家长可以从以下几个方面帮助孩子。

● 积极治疗原发疾病，争取早日康复。医生会根据孩子的身体情况，酌情尽快恢复接种疫苗。

● 每天坚持带孩子进行户外活动，强身健体。

● 不要带孩子去人多、环境密闭、空气不流通的地方，避免增加孩子感染疾病的风险。

● 合理喂养，平衡膳食，保证孩子能够摄入充足、全面的营养，以满足身体的需要，增强体质和抗病能力。

● 保证孩子有充足的睡眠，有助于调节或改善免疫力。

● 保持清洁卫生。因为孩子大都有手、口动作，容易将病原微生物带进体内，增加感染疾病风险，因此要给孩子勤洗手、勤换衣服，经常清洗孩子接触的玩具，尽量做到生活环境清洁。

家长的精心呵护，会让孩子远离疾病，健康成长。

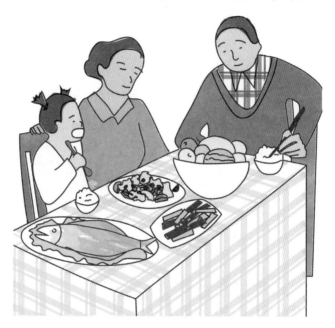

Q50 孩子患病时可以接种疫苗吗？

A：患病孩子应进行综合评估，再慎重确定是否接种疫苗。

通常，受种者只有在身体健康的状态下，接种疫苗才能产生良好的免疫应答，产生较高的抗体水平，起到预防疾病的作用。

患有严重慢性疾病的孩子，如活动性肺结核、心脏代偿功能不全、急慢性肝肾病变、血液系统疾病、活动性风湿病、严重皮肤疾病等，急性发病时，都不建议接种疫苗，以免加重病情或加重不良反应。当病情长期稳定后，可以接种疫苗。

患有严重神经系统疾病的孩子，会存在神经功能障碍，曾经患过癫痫、脑炎后遗症、抽搐、惊厥等的孩子，应慎重接种疫苗。

此外，患有严重营养不良的孩子也应慎重接种疫苗。因为这样的孩子可能存在免疫功能低下，体内蛋白质缺乏，影响抗体产生，接种疫苗后免疫效果不理想。尤其是小月龄婴儿严重营养不良、严重先天畸形、严重佝偻病、消化功能紊乱及障碍，都要暂缓疫苗接种，最好等疾病状况改善后再接种。

Q51 如果因生病没有按规定月龄接种疫苗，疫苗接种效果会受到影响吗？

A: 会导致孩子不能及时得到免疫保护，但不会影响后续疫苗的免疫效果。

新生儿的免疫功能尚未发育完全，随着体内母传抗体的消失，容易感染各种传染病，这就是为什么大多数疫苗的基础免疫需要在孩子1岁内完成。

及时接种疫苗可以使孩子尽早获得免疫保护，但有时孩子会因病暂时不能接种疫苗，只有病愈后才能恢复接种，这种情况会仅导致孩子不能及时得到免疫保护，但不会影响后续疫苗的免疫效果。

Q52 早产儿/低出生体重儿可以按免疫程序接种疫苗吗？

A: 早产儿满月后，如果没有其他健康问题，可按照免疫程序接种疫苗。

早产儿是指出生时胎龄小于 37 周的新生儿，其中出生体重低于 1500 克的新生儿为极低出生体重儿，低于 1000 克的新生儿为超低出生体重儿。

一般情况下，早产儿接种疫苗后产生的免疫应答通常比足月儿低，如果早产儿在以后的婴幼儿发育时期，机体对疫苗的免疫应答充分，可以按程序接种疫苗。

新生儿乙肝疫苗第一剂次接种规定表

不同新生儿	接种情况
HBsAg 阳性或不详母亲所生的新生儿、早产儿、低出生体重儿	出生 24 小时内尽早接种第 1 剂次，其中早产儿或低出生体重儿在满 1 月龄后，按 0、1、6 月程序完成乙肝疫苗全程基础免疫
HBsAg 阳性母亲所生的新生儿	按照医嘱接种第 1 剂次乙肝疫苗的同时，还要注射 100 国际单位乙肝免疫球蛋白（HIBG）
危重症新生儿，如极低出生体重儿	应在生命体征平稳后尽早接种第 1 剂次乙肝疫苗，并按要求完成后续剂次乙肝疫苗接种

以乙肝疫苗为例，研究证明，某些早产儿 / 低出生体重儿（体重低于 2500 克）接种乙肝疫苗后，乙肝抗体阳转率低。因此，我国对乙肝疫苗（HepB）第 1 剂次接种规定是：在医院分娩的新生儿由出生的医疗机构接种第 1 剂次乙肝疫苗，要求 HBsAg 阳性或不详母亲所生的新生儿、早产儿、低出生体重儿均应在出生后 24 小时内尽早接种第 1 剂，但早产儿或低出生体重儿在满 1 月龄后，按 0、1、6 月程序完成乙肝疫苗全程基础免疫。此外，HBsAg 阳性母亲所生的新生儿，在按医嘱接种第 1 剂次乙肝疫苗的同时，还要注射 100 国际单位乙肝免疫球蛋白（HBIG）。危重症新生儿，如极低出生体重儿、患有严重出生缺陷、重度窒息、呼吸窘迫综合征等的婴儿，应在生命体征平稳后尽早接种第 1 剂次乙肝疫苗，并按要求完成后续剂次乙肝疫苗接种。

Q53 孩子出生后有缺氧表现，能正常接种疫苗吗？

A：需要对其进行评估，再确定是否可以接种疫苗。

孩子出生后有缺氧表现，可能会影响神经系统的发育，造成不可逆的损伤和后期的生长发育迟缓或落后，这种情况不影响常规疫苗接种。等到孩子的病情平稳后，可以按照免疫程序接种疫苗。

只有当孩子患有进行性神经系统疾病，如未控制的癫痫或其他脑病时，才需要酌情暂缓疫苗接种。

Q54 患先天性心脏病的孩子可以接种疫苗吗？

A：患有先天性心脏病的孩子能否接种疫苗，需要视情况而定。

如果孩子仅为单纯的房缺、室缺，缺损较小，而且心功能正常，无须临床干预，可以按常规免疫程序接种灭活疫苗。

对于缺损较大、心功能异常或患有复杂先天性心脏病的孩子，需要由专科医生检查和评估后，再决定能否接种疫苗。

Q55 有惊厥史的孩子可以接种疫苗吗？

A：是否给孩子接种，应进行病情与接种的风险评估后，再做判定。

虽然大部分疫苗的说明书上都标注了有惊厥史应慎用疫苗，但是否给孩子接种，应当将患病风险与接种疫苗风险权衡比较后，再做决定。

一方面，结合既往的惊厥是否为高热诱发的，发作时间长短，有无再次发作的情况，考虑与癫痫等脑部疾病的证据。另一方面，结合所要接种的疫苗是否为预防针对传染病的唯一有效手段，再综合决定是否接种疫苗。

如果已明确孩子正处于未受控制的癫痫和进行性神经系统疾病中，则要暂缓接种疫苗。

> 特别
> 提醒
> 对于曾经出现过高热惊厥的孩子，家长在给他接种疫苗后，一定要做好体温监测和护理，如果发现孩子的体温超过38℃，要及时、积极采取退热措施，避免再次出现惊厥。

Q56 患过血小板减少性紫癜的孩子可以接种疫苗吗？

A：孩子在患有任何严重的疾病期间，都不建议接种疫苗。

血小板减少性紫癜是一种严重的急性疾病，患病期间多采用静脉注射免疫球蛋白进行治疗，也就是说，使用了一种含有多种免疫抗体的血液制品。

有文献报道，使用丙种免疫球蛋白能抑制麻疹和风疹疫苗的免疫应答≥3个月，对腮腺炎和水痘疫苗的免疫应答是否有抑制作用尚不清楚。因此，即使血小板减少性紫癜康复后，仍需要在使用静脉免疫球蛋白者至少间隔3个月后，再恢复疫苗的接种。

Q57 臂丛神经损伤的孩子可以接种疫苗吗？

A：臂丛神经损伤的孩子可以选择在大腿外侧肌接种。

接种疫苗时肌肉注射部位的选择建议：3岁以下的婴幼儿建议选择大腿股外侧作为首选部位，3岁以上可选择健康侧（未损伤侧）上臂三角肌接种。在进行皮下注射的疫苗接种时，建议选择健侧上臂三角肌。

Q58 孩子有轻微感冒可以正常接种疫苗吗?

A: 轻微感冒不会影响接种效果,但可以暂缓接种。

孩子有轻微感冒或咳嗽等不适症状时,接种疫苗通常不会影响接种效果。但是,因为个体差异或病情进展的原因,有的孩子在接种疫苗后可能会出现加重原有不适症状的情况。如果家长有顾虑,可以选择暂缓接种,等孩子的症状消失疾病痊愈后再及时补种。

Q59 孩子因乳糖不耐受引起腹泻期间,可以接种疫苗吗?

A: 腹泻期间不适宜接种口服疫苗,注射型疫苗可以接种。

孩子因乳糖不耐受引起腹泻时,会影响肠道功能,在此期间不适宜接种口服疫苗,包括口服脊髓灰质炎减毒活疫苗、口服轮状病毒减毒活疫苗等。而对于注射型疫苗则没有限制,可以进行接种。

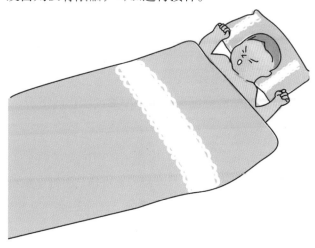

Q60 孩子患幼儿急疹后多长时间可以接种疫苗?

A: 皮疹消失、疾病痊愈后就可以正常接种疫苗。

幼儿急疹是婴幼儿常见的一种病毒感染性疾病,典型的临床表现为高热 3 天,热退后全身出现皮疹,简单地说,就是"热退疹出"。其间孩子的精神和食欲都还可以,通常没有其他的不适。孩子患幼儿急疹,只要皮疹消失疾病痊愈后,就可以正常接种疫苗了。

Q61 孩子患有蚕豆病,能否接种疫苗?

A: 在没有发生溶血现象和其他肝肾功能异常的情况下可以接种。

蚕豆病是一种 6- 磷酸葡萄糖脱氢酶(G-6-PD)缺乏所导致的遗传性疾病,属于先天性代谢异常,患该病的孩子在食用新鲜蚕豆后会突然发生急性血管内溶血。

在孩子没有发生溶血现象和其他肝肾功能异常的情况下,可以按照免疫程序接种疫苗。

Q62 在不了解疫苗有哪些成分的情况下,有严重过敏史的孩子如何接种?

A: 在接种疫苗前应仔细询问孩子严重过敏史的情况,再判断是否适合接种疫苗。

凡明确对疫苗中任何成分过敏者(包括抗生素和明胶等),不可以接种该疫苗。而对非疫苗成分的过敏(如花粉、动物皮毛等),则不影响疫苗接种。

由于发生急性严重过敏可能会造成生命危险,有严重过敏史的孩子在接种疫苗后应当适当延长观察时间，以避免因严重过敏反应发生而导致不良后果。同时，有严重过敏史的孩子在急性发作期不应接种疫苗，必须等到相对稳定期或恢复期再进行接种。

Q63 对牛奶过敏的孩子接种疫苗有限制吗？

A：单纯对牛奶过敏的孩子接种疫苗没有限制。

目前国家免疫规划推荐的所有疫苗中都不含有牛奶成分，所以，如果只是单纯对牛奶蛋白过敏的孩子，接种疫苗是没有限制的。

Q64 对鸡蛋过敏的孩子接种疫苗有哪些限制？

A：对鸡蛋过敏是否接种疫苗，应以所要接种疫苗的说明书为依据。

以流感疫苗为例，由于在流感疫苗的制备过程中会残留痕量的卵清蛋白成分，对鸡蛋过敏的人接种后可能有发生过敏反应的风险，为此，我国规定鸡蛋过敏不能接种流感疫苗。而美国根据国际研究文献所显示的鸡蛋过敏人群接种流感疫苗后，极少出现过敏反应，也未发现严重过敏反应的结果，做出了鸡蛋过敏者是可以接种流感疫苗的结果。因此，对鸡蛋过敏者是否可以接种疫苗，应以所要接种疫苗的说明书为依据。

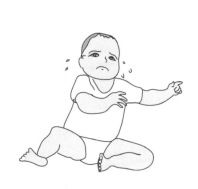

第五章
接种疫苗后发生
不良反应怎么办

Q65 既然接种疫苗有不良反应风险，为什么国家法律规定国家实行儿童预防接种制度？

A：接种疫苗后出现不良反应的风险远远低于不接种疫苗造成传染病传播的风险。

安全有效是疫苗接种的灵魂。用于预防接种的疫苗，在研发、生产、流通和使用等各个环节，国家有较完善的监管体系，以确保疫苗的安全和有效。尽管如此，与药品一样，对于个体来说，目前没有任何一种疫苗是绝对安全的。疫苗对于人体是一种外来物质，接种人体后，在产生有益免疫反应的同时，也可能出现与接种目的无关的有害反应，被称为不良反应。

但是，接种疫苗后出现不良反应的风险远远低于不接种疫苗造成传染病传播的风险。实施预防接种前，在全国范围内，疫苗针对的传染病发病率很高。实施预防接种后，儿童麻疹、百日咳、白喉、脊髓灰质炎、结核、破伤风等疾病发病人数大量减少，这避免了成千上万名儿童死亡或残疾。仅以导致儿童终身瘫痪的脊髓灰质炎为例，在 20 世纪 60 年代初期，因为没有疫苗，全国每年报告 20000 ~ 43000 例病例。实施预防接种脊灰疫苗后，发病率逐年下降，1994 年 10 月以后就没有再发现本土脊灰野病毒病例。

Q66 接种疫苗安全吗？接种后会出现不良反应吗？
如何预防？

A：通过国家批准上市使用的疫苗安全有效，但对个体而言，目前没有任何一种疫苗是绝对安全的。

疫苗接种后的不良反应可以分为一般反应和异常反应。接种疫苗后，不良反应的发生与疫苗本身性质及受种个体体质密切相关，因此，无论是一般反应还是异常反应，在人群接种中是不能完全避免的，但可以通过家长主动向医生提供孩子的健康状况及既往接种疫苗后是否发生过不良反应情况来减少不良反应的发生。

常见的疫苗副作用

据美国 1991—2001 年疫苗副作用登记系统（VAERS）的数据，一些常见的疫苗副作用（按报告次数排列）

发热	注射部位不适	皮疹	注射部位水肿	充血	注射部位疼痛
感染	躁动	瘙痒	疼痛	肌肉酸痛	荨麻疹

Q67 什么是预防接种一般反应？

A：一般反应是预防接种后最常见的不良反应，不会造成组织器官不可恢复的损伤，一般 1 ~ 2 天可自行恢复。

一般反应是指在预防接种后发生的、由疫苗本身所固有的特性引起的、对机体只会造成一过性生理功能障碍的反应。一般反应主要表现有发热和局部红肿，同时可能伴有全身不适、倦怠、食欲不振、乏力等综合症状。

一般反应是预防接种后最常见的不良反应，通常为一过性，不会造成组织器官不可恢复的损伤。这类反应通常无须处理，一般 1 ~ 2 天可自行恢复。

对于反应较强的孩子，可以单纯对症治疗，如降温或局部冷 / 热敷等。少数孩子接种后出现反复发热、高热或伴有其他症状、异常哭闹等情况，要及时到医院就诊。

Q68 接种疫苗部位出现红肿或硬结怎么办？

A：局部红肿范围扩散可先进行冷敷，硬结可进行干热敷。

有部分孩子接种含有吸附剂疫苗后，接种部位的局部会出现红肿或硬结。一般红肿持续时间短，而个别人的硬结 1 个月以上才逐渐吸收。

如果接种局部红肿范围逐渐扩散，可进行冷敷，限制红肿扩散，用干净毛巾垫在红肿局部，将冰袋置于毛巾上面进行冷敷，每天 2 ~ 3 次，每次 10 ~ 15 分钟，如伴有持续发热，应及时就医。如果接种局部仅有硬结、无红肿，可以在接种局部进行干热敷，具体方法为：将清洁的干毛巾垫在硬结局部，将热水袋置于干毛巾上面进行热敷。每天可进行 2 ~ 3 次，每次 10 ~ 15 分钟。接种卡介苗引起的局部反应不能热敷。

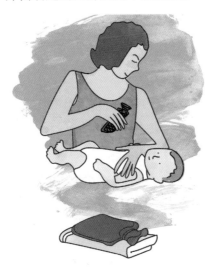

Q69 接种疫苗后出现发热应该如何处理？使用退热药是否会减弱疫苗的免疫效果？

A：接种疫苗后出现单纯发热通常属于正常反应，是否使用退热药要根据发热程度决定，使用退热药不影响疫苗的免疫效果。

孩子接种疫苗后发热，通常在接种疫苗后 1 ~ 2 天内出现，持续 1 ~ 2 天后可自行消退。孩子出现发热是否需要用退热药，应该根据孩子发热的程度区别对待。

对于没有热性惊厥史的孩子，如果发热体温低于38.5℃，可以先观察或通过物理方法帮助他降温，让孩子多休息、多喝水、清淡饮食，少做剧烈运动，体温可逐渐恢复正常。如果发热体温超过 38.5℃，需要口服退热药，常见的有对乙酰氨基酚片（每次 10 ~ 15mg/kg，4 小时 1 次），通常服用一次即可退热。

对于有热性惊厥史的孩子，发热体温达到 38℃时，就要口服退热药降温，防止再次热性惊厥。这些措施都不会影响疫苗效果。

孩子接种疫苗后出现发热的时间通常不超过 48 小时，如果出现发热超过 48 小时且持续不退，或有体温逐渐增高的趋势，可能偶合了其他感染，应及时带孩子到医院就诊，以免延误疾病救治的最佳时机。

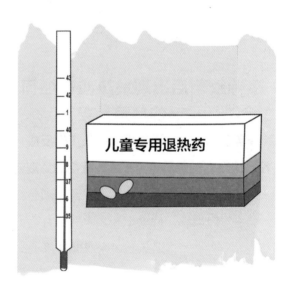

Q70 接种疫苗发生不良反应后，还可以继续接种疫苗吗？

A：接种疫苗后发生了不良反应，是否可以按照免疫程序完成后续接种，需要根据具体情况而定。

孩子接种疫苗后如发生发热、局部红肿、硬结等一般反应是可以按照预约的时间继续完成接种的。孩子接种疫苗后如果发生了异常反应，那么同类疫苗就不可以继续接种，比如接种某种疫苗后发生了严重过敏反应，就不能再接种这种疫苗和含有该疫苗成分的疫苗。因为受种者有可能对所接种疫苗中的某一种成分过敏。

Q71 接种疫苗后全身出现皮疹，下次还能接种同一种疫苗吗？

A：接种疫苗后出现荨麻疹，不能再接种同一种疫苗。接种麻疹疫苗后出现麻疹样皮疹，是可以再次接种同种疫苗的。

接种疫苗后无其他原因而出现皮疹，应考虑与接种疫苗有关。

皮疹的不同表现

名称	出现时间	表现
过敏性皮疹	一般在接种后数小时内出现	表现为皮肤瘙痒，随后出现水肿样红斑、风团疹
麻疹样皮疹	常见于接种后 7 天左右	皮疹为红色，高于皮肤表面的斑丘疹

根据世界卫生组织建议,接种疫苗后发生异常反应,不应继续接种同种疫苗,因此,孩子接种疫苗后如果出现过敏性皮疹,不应再接种同一种疫苗和含有该疫苗成分的疫苗。而接种麻疹疫苗后出现麻疹样皮疹,是可以再次接种同种疫苗的。

Q72 疫苗接种后孩子的饮食有何限制?

A: 口服减毒活疫苗有限制,其他疫苗没有限制,但要避免喂食不易消化的新食物。

口服减毒活疫苗不能用37℃以上的温热水给孩子喂服,同时也不能进热食、热饮,避免影响疫苗的免疫效果。其他疫苗接种对孩子的饮食没有特别要求。但会遇到有的家长给孩子喂食不易消化的新食物,导致孩子食用后发生多次呕吐或腹泻,家长误认为是接种疫苗后的不良反应。因此,接种疫苗前后不要给孩子喂食不曾食用和不易消化的食物。

Q73 什么是预防接种异常反应?

A: 异常反应是疫苗接种后造成受种者机体组织器官、功能损害的不良反应,相关各方均无过错。

预防接种异常反应是指合格的疫苗在实施规范接种的过程中或者实施规范接种后造成受种者机体组织器官、功能损害,相关各方均无过错的药品不良反应。

预防接种异常反应可由疫苗本身固有特性和受种者

个体因素所引起，发生率极低。异常反应的表现与一般反应不同，比如，接种百白破疫苗后发生无菌化脓；接种乙脑、麻疹等疫苗后出现严重过敏反应等。

这类反应症状有时可能很严重，需要及时到医院就诊并采取相应措施治疗。绝大多数异常反应经过治疗不会遗留永久性损害。

Q74 为什么预防接种异常反应需要专家组调查诊断？

A：疑似预防接种异常反应的调查诊断是一项技术性、专业性很强的工作，需要多学科的专业人员共同参与。

通常情况下，疑似预防接种异常反应由区县级疾病预防控制机构组织专家进行调查诊断；遇到死亡、严重残疾、群体性疑似预防接种异常反应、对社会有重大影响的疑似预防接种异常反应，由市级或省级疾病预防控制机构组织预防接种异常反应调查诊断专家组进行调查诊断。

国家《预防接种异常反应鉴定办法》中规定，预防接种异常反应调查诊断专家组由流行病学、临床医学、药学 / 疫苗学等相关专家组成。调查诊断专家组依据法律、部门规章和技术规范，结合临床表现、医学检查结果和疫苗质量检验结果等进行综合分析后，做出调查诊断结论。任何医疗单位和个人均不得做出预防接种异常反应诊断。

Q75 哪些情形不属于预防接种异常反应?

A: 有6种情形不属于预防接种异常反应。

国务院颁布的《疫苗流通和预防接种管理条例》（2016年修订版）中规定以下情形不属于预防接种异常反应。

● 因疫苗本身特性引起的接种后一般反应。

● 因疫苗质量不合格给受种者造成的损害。

● 因接种单位违反预防接种工作规范、免疫程序、疫苗使用指导原则，以及接种方案给受种者造成的损害。

● 受种者在接种时正处于某种疾病的潜伏期或者前驱期，接种疫苗偶合发病。

● 受种者有疫苗说明书规定的禁忌证，在接种前受种者或者其监护人未如实提供受种者的健康状况和接种禁忌等情况，接种疫苗后受种者原有疾病急性复发或者病情加重。

● 因心理因素发生的个体或群体心因性反应。

Q76 什么是预防接种偶合症? 可以预防吗?

A: 偶合症的发生仅与疫苗接种有时间关联，但无因果关系。

预防接种偶合症是指受种者在接种时正处于某种疾病的潜伏期或者前驱期，接种后巧合发病。偶合症的发生与预防接种本身没有因果关系。

孩子接种疫苗后偶合其他疾病的发生，特别是比较严重的疾病，家长应及时带孩子到医院就诊，避免贻误疾病的治疗。

要预防或减少偶合症的发生，重要的措施是正确掌握接种禁忌。正确掌握接种禁忌需要家长的配合，家长在接种疫苗前应关注孩子的健康状况，接种时主动向接种医生告知孩子近期身体状况、是否接触过传染病人以及既往接种情况等信息，以便接种医生筛查接种禁忌。

Q77 近年来我国预防接种异常反应的发生率如何？

A: 全国异常反应发生率没有超出世界卫生组织公布的预期发生率范围。

近年来，全国疑似预防接种异常反应报告数据分析，异常反应发生率与世界卫生组织公布的其他国家发生率基本持平，没有超出世界卫生组织公布的预期发生率范围，但不同品种的疫苗预防接种异常反应的发生率不一样。

据国家卫生计生委 2016 年 4 月官方网站发布：不同品种疫苗的异常反应发生率是不同的，世界卫生组织对部分疫苗的异常反应研究显示，卡介苗引起的淋巴结炎、骨炎、播散性感染发生率从分别为 1-10 / 万剂次、1-700 / 100 万剂次、0.19-1.56 / 100 万剂次；乙肝疫苗引起的过敏性休克为 1.1 / 100 万剂次；脊灰减毒活疫苗引起的疫苗相关麻痹型脊髓灰质炎首剂次为 1 / 75 万剂次，后续剂次 1 / 510 万剂次；麻疹 / 麻风 / 麻腮风疫苗引起的过敏性休克为 1 / 100 万剂次。

Q78 接种疫苗后发生的不良反应能获得经济补偿吗？如何获得补偿？

A：预防接种不良反应中的异常反应是可以获得补偿的。

国务院颁布的《疫苗流通和预防接种管理条例》（2016 年修订版）规定，因预防接种异常反应造成受种者死亡、严重残疾或者器官组织损伤的，应当给予一次性补偿。同时还规定，因接种第一类疫苗引起预防接种异常反应需要对受种者予以补偿的，补偿费用由省、自治区、直辖市人民政府财政部门在预防接种工作经费中安排。因接种第二类疫苗引起预防接种异常反应需要对受种者予以补偿的，补偿费用由相关的疫苗生产企业承担。

国家鼓励建立通过商业保险等形式对预防接种异常反应受种者予以补偿的机制。有的省份引入了商业保险，如北京市第一类疫苗异常反应的补偿引入商业保险补偿机制，儿童预防接种后如发生异常反应，家长可以持专家组出具的诊断书/诊断结论直接向保险公司申请补偿。

Q79 为什么不建议同时接种第一类疫苗和第二类疫苗？

A：为了判断接种后可能出现的不良反应具体与哪种疫苗相关，不建议第一、第二类疫苗同时接种。

按照国务院颁布的《疫苗流通和预防接种管理条例》

（2016年修订版）相关规定，第一类疫苗与第二类疫苗引起的预防接种异常反应补偿费用分别由省级财政和疫苗生产企业承担。

由于第一、第二类疫苗预防接种异常反应的补偿经费来源不同，在实际接种中，如果同时接种第一、第二类疫苗，一旦发生异常反应造成受种者组织器官、功能损害，需要给予一次性补偿时，首先要判断是哪类疫苗导致的。如果难以判定，后续的补偿工作会较为复杂。

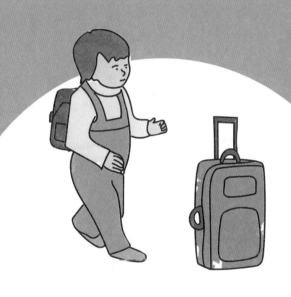

第六章
特殊需求儿童的
预防接种

Q80 孩子去外地期间如何继续接种疫苗？

A：我国儿童预防接种实行属地化管理，流动儿童与本地儿童享受同样的预防接种服务。

14 岁及以下的孩子，迁入其他省份，可直接携带原居住地卫生部门颁发的预防接种证到现居住地所在接种单位进行核查和接种。如尚未办理预防接种证，也可到现居住地接种单位补办预防接种证。

Q81 经常随父母在国内外移居的孩子应该如何接种疫苗？

A：如果在迁移地居住的时间较长，则要按当地的要求完成疫苗接种。

如果孩子经常随父母在国内外不同地区迁移，父母更要注意让孩子及时接种疫苗。每迁移到一地，如果在当地居住时间较长，如两三个月及以上，要尽早咨询当地预防接种门诊，帮助查看疫苗接种情况，并按当地要求完成后续疫苗接种。

Q82 外出旅游如何选择接种疫苗？

A：出国前，需要确认已经接种了前往目的地国家推荐的疫苗，核查疫苗接种记录是否完整。

由于传染病流行具有地域特点，特别是在一些发展中国家和卫生条件差的地区，疫苗可预防疾病的发病率较高。因此，出国前需要确认已接种前往目的地国家要求接种的疫苗，并查阅疫苗接种记录是否完整。

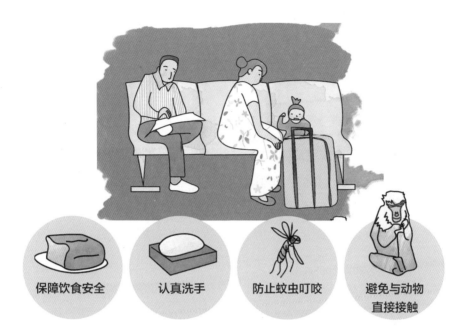

保障饮食安全　　认真洗手　　防止蚊虫叮咬　　避免与动物直接接触

　　由于疫苗接种后机体产生抗体达到保护水平大约需要4周，因此，应在出国前4周完成所有疫苗的接种。如果接种医生那里没有储备相应的疫苗，也可以到所在地区的出入境检验检疫部门的预防接种门诊进行接种，并注意核实旅行地国家是否需要接种黄热疫苗的纸质凭证。

　　为了保证旅行安全，除了接种疫苗外，还须注意以下几点。

　　● 保障饮食安全。

　　● 防止蚊虫叮咬，使用驱蚊剂或其他防范措施，预防蚊虫传播的疾病。

　　● 认真洗手，使用肥皂、手部消毒用酒精制剂正确洗手。

● 避免与动物直接接触，尤其是猴子、狗和活禽，预防动物传播的疾病。

Q83 青少年还需要接种疫苗吗？

A：14 岁以下儿童未完成国家免疫规划疫苗接种的需要补种。

目前，我国儿童预防接种的基础免疫和加强免疫在 6 岁时基本完成，未按照推荐年龄完成国家免疫规划规定剂次接种的 14 岁以下的儿童，应尽早进行补种。

各地根据当地情况会扩展接种年龄范围或增加一些疾病的种类。如北京市，小学四年级学生会接种 A 群 C 群流脑疫苗，初中一年级学生会接种乙肝疫苗，初中三年级学生会接种白破疫苗，大学一年级进京新生会接种麻疹疫苗，每年还免费为中小学生接种季节性流感疫苗。

Q84 准备出国就读的孩子的中国预防接种证可以到哪里翻译？

A：到当地的出入境检验检疫部门办理中国预防接种证的翻译。

准备出国的孩子，监护人要携带孩子的预防接种证到当地的出入境检验检疫部门进行相关咨询。检疫人员将根据所前往目的地国家的疾病流行情况，根据入境者疫苗接种的要求和孩子的中国预防接种证，推荐出境孩子应接种的疫苗，并完成中国预防接种证的翻译工作。

第二部分

接种医生关心的
疫苗接种问题

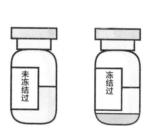

第七章
疫苗与预防
接种

Q85 接种疫苗可以消灭传染病吗?

A: 接种疫苗成功后可以预防传染病的发生。

接种疫苗预防疾病的实质是机体的免疫反应。人的机体接触可以致病的病原微生物后发生相应的疾病,这些微生物刺激了人的机体产生特异性的免疫反应,通过这种反应,人的机体内可以产生针对这种病原微生物的抗体,这些抗体可以与体内的病原微生物结合并清除它们,从而达到抵抗疾病的作用,发病的人逐渐恢复。

疫苗接种就是模仿这一机制,疫苗本身具有和病原微生物相似的刺激人机体发生特异性免疫反应的能力,但是又不会像病原微生物那样引起人发病,只是在体内产生相应的抗体,使人具有了相应的抵抗力,接种过疫苗的人如果接触到相应的病原微生物时,体内的抗体就可以中和这些入侵的病原微生物并清除它们,从而达到预防疾病发生的目的。

以麻疹减毒活疫苗为例,人接种麻疹疫苗后,疫苗病毒在人体内复制繁殖,刺激机体产生免疫反应,但接种者并不会发生麻疹;大约 2 周后开始可以从人体内检测到能够抵抗麻疹病毒的抗体产生,成功免疫的人如果接触到麻疹病毒,就不会再得病。

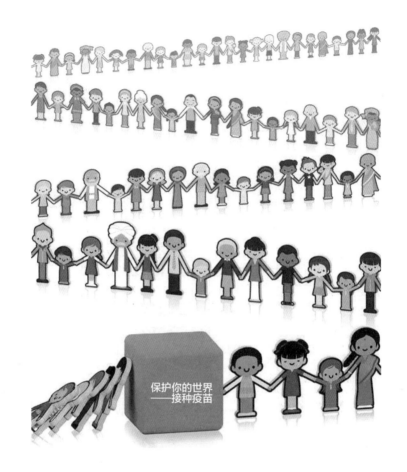

保护你的世界
——接种疫苗

Q86 目前接种疫苗可以预防哪些疾病？

A：目前已上市的疫苗可预防的疾病已达 20 多种。

● 常见的通过儿童接种疫苗可以预防的疾病有：

脊髓灰质炎、麻疹、风疹、流行性腮腺炎、白喉、百日咳、

新生儿破伤风、流性脑脊髓膜炎、流行性乙型脑炎、结核、

乙型肝炎、甲型肝炎、水痘、流行性感冒、轮状病毒腹

泻、肺炎球菌性（肺炎）疾病、Hib 引起的侵袭性感染、

人狂犬病。

● 通过应急接种预防的疾病有：肾综合征出血热、钩体病、炭疽病。

● 出国时通常接种疫苗所预防的疾病包括黄热病、霍乱。

Q87 什么是预防接种？什么是免疫规划？两者有什么区别？

A：预防接种和免疫规划是不同的概念，二者有一定的区别。

预防接种是指根据疾病预防控制规划、利用疫苗，按照国家规定的免疫程序，由合格的接种技术人员，给适宜的接种对象进行接种，以提高人群免疫水平，达到预防和控制传染病发生和流行的目的。

免疫规划，以前又称计划免疫，是指按照国家或者省、自治区、直辖市确定的疫苗品种、免疫程序或者接种方案，在人群中有计划地进行预防接种，以预防和控制特定传染病的发生和流行。免疫规划是计划免疫的新的发展阶段，这一阶段与计划免疫阶段相比，更注重目标与规划。免疫规划其内涵和外延比计划免疫更宽泛，一方面要不断将安全有效的疫苗纳入国家免疫规划，另一方面要扩大预防接种的受益人群。因此，免疫规划是对计划免疫的完善与发展，有利于更好地控制疫苗可预防传染病。

Q88 我国免疫规划取得了哪些主要成就？

A：我国通过实施免疫规划在传染病防控领域取得了卓著的成绩。

中华人民共和国成立以后，我国政府十分关心儿童的健康成长，在全国范围内开始免费给儿童接种卡介苗、百白破联合疫苗、牛痘苗，并在全国实行普种痘苗。通过努力，迅速控制了大、中型城市的天花发生，1960 年 3 月，我国取得了消灭天花的巨大成果。我国先后研制和生产了脊髓灰质炎、麻疹、乙型脑炎等疫苗，并广泛使用。1963 年，卫生部颁发了《预防接种工作实施办法》，将预防接种工作纳入有计划、有组织的管理轨道。我国 1978 年开始实施计划免疫，到 2000 年后改称免疫规划。

近 40 年的计划免疫工作取得了卓越的成就。

● 全国适龄儿童的疫苗接种率达到高水平，我国分别在 1988 年以省为单位、1990 年以县为单位、1995 年以乡为单位，相继实现了儿童接种率达到85%的目标，接种率的提升使得大多数儿童得到保护，计划免疫针对的传染病得到了有效的控制。

● 计划免疫针对的传染病发病率显著下降甚至消灭，其中脊髓灰质炎于2000 年得到世界卫生组织证实，我国实现无脊灰状态，也就是没有孩子因脊灰野病毒的感染而致病致残。

● 通过乙肝疫苗纳入计划免疫，我国从乙肝高发地区降到中等发病地区，5 岁以下儿童感染乙肝的概率降到极低。

● 白喉、百日咳、麻疹、流脑、乙脑等疾病发病水平已降到历史最低水平。

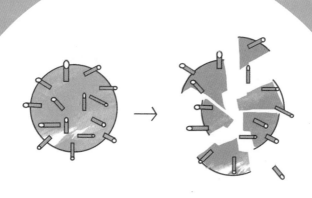

第八章
疫苗免疫的
基础知识

Q89 什么是免疫?

A: 免疫是机体识别自己、排除非己，以达到机体内环境新的平衡和稳定的一种生理功能。

机体的免疫功能主要有三种。

一是防御作用，即抗感染免疫，消除病原微生物等抗原。

二是自我稳定机能，清除体内衰老和受损细胞成分。

三是免疫监视作用，消灭体内自发突变或经病毒、化学药品诱发突变产生的异常细胞，如癌变细胞等。

所谓抗原，是引起机体免疫应答的外在因素，同时也是决定机体免疫反应特异性的关键。凡是能刺激机体的免疫系统产生特异性免疫反应，并能与之发生特异性结合的物质，统称为抗原。疫苗具有这样的特性，因此，疫苗也是抗原的一种。

Q90 什么是免疫应答? 疫苗是如何刺激人体产生抗体的?

A: 疫苗刺激人体产生的免疫应答是一种抗原和抗体反应。

人体接种疫苗（是一种抗原）后在体内发生的免疫反应过程很复杂，至今仍有许多影响其过程的因素未知。目前已知这一过程大概分三个阶段。

感应阶段：该阶段是处理和识别抗原的阶段。当颗粒性抗原进入机体后，首先由巨噬细胞的吞饮和吸附作用摄取抗原。被摄取的抗原90%以上迅速被分解失去免疫原性，剩余部分未被降解仍保留免疫原性。被处理过的抗原，传递给 T 细胞，再由 T 细胞传递给 B 细胞；有些抗原可直接传递给 B 细胞。

反应阶段：是淋巴细胞分化和增生阶段。当 T 细胞被抗原激活后，转化为淋巴母细胞，再增生、分化成为具有免疫效应的致敏淋巴细胞；B 细胞使抗原刺激后分化增生，先转化为浆母细胞，再增生分化成为能合成并分泌各种抗体的浆细胞。致敏淋巴细胞和浆细胞不再分化，是终末细胞，但寿命短。在 T 细胞、B 细胞分化增生过程中，有少数的 T 细胞和 B 细胞可在中途停顿下来，不再分化增生，成为机体内的记忆细胞，可存活数月或数年。平时处于"停止状态"，一旦再次遇到同一抗原就立即开始分化增殖为浆细胞和致敏的淋巴细胞。

效应阶段：该阶段是浆细胞合成并分泌抗体，致敏淋巴细胞分泌特异性的或非特异性的可溶性因子，产生免疫功能的阶段。当同一抗原再次进入机体，便与相应的浆细胞和致敏淋巴细胞发生特异性结合，前者合成并分泌抗体参与体液免疫，后者释放各种具有生物活性的淋巴因子参与细胞免疫。

疫苗如何激活人体产生抗体

感应阶段		反应阶段	效应阶段	免疫反应
抗原处理	抗原识别	转化—增殖—分化	效应物质	类型

Q91 什么是特异性免疫？什么是非特异性免疫？

A：病原微生物入侵机体后，机体具有抵抗病原感染的功能，产生抗感染免疫，包括特异性免疫和非特性免疫。

特异性免疫又称获得性免疫，是个体在生活过程中接触病原微生物或抗原进入机体后形成的免疫力。

特异性免疫具有三个特点。

一是获得性，存在着个体差异。

二是针对性，机体受到某一种病原微生物或抗原刺激后产生的免疫力，只能对该特定的病原微生物或抗原起作用。

三是可变性，当机体再次接触同一抗原时，该免疫反应明显加强。如果长期不接触同一抗原，机体所产生的免疫力可以逐渐减少或消失。特异性免疫可分为体液免疫和细胞免疫。

非特异性免疫又称为先天性免疫，是机体在长期的种系发育与进化过程中形成的，是机体一种固有的保护系统。如正常健康的人体液中就含有一些抵抗微生物的物质，包括补体、溶菌酶、杀菌素等，可以起到一定的抗菌作用。

Q92 什么是体液免疫？什么是细胞免疫？

A：体液免疫和细胞免疫是接种疫苗后人体发生的免疫应答过程。

体液免疫：B 细胞一般在 T 细胞辅助下接受抗原刺激，而后增生分化为浆细胞，产生多种免疫球蛋白，即抗体。该抗体与相应抗原特异性结合，发挥免疫效应的过程，称为体液免疫。

细胞免疫：T 细胞受抗原刺激后，经过分化、增生形成致敏淋巴细胞；致敏淋巴细胞除直接杀伤带抗原的靶细胞外，还能释放出多种可溶性的生物活性物质，即淋巴因子。在淋巴因子的直接或间接作用下，表现出细胞免疫作用，主要对细胞内寄生的病原微生物有防御作用。

体液免疫

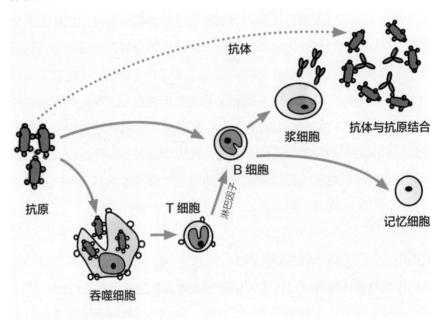

细胞免疫

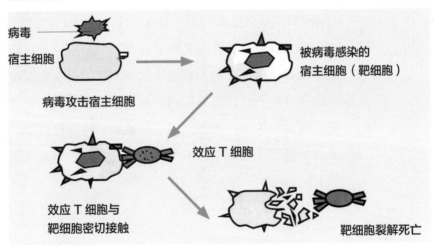

Q93 什么是基础免疫？什么是加强免疫？

A：同一种疫苗既需要基础免疫，也需要加强免疫，这是由疫苗的特性决定的。

基础免疫是婴儿首次通过疫苗接种获得足够的抗体形成有效免疫保护。但根据不同疫苗的特性，基础免疫所需要的接种次数并不一定相同，有的只需接种一剂就可形成有效的免疫保护，比如麻疹疫苗，有的疫苗则需要多剂次接种，比如百白破疫苗。

完成基础免疫后，随着年龄增长，疫苗刺激产生的抗体水平会逐渐下降，有的可能降到保护水平以下，因此需要再次接种疫苗，使受种者体内的抗体保持在较高水平，通常将这样的接种称为加强免疫。

Q94 不同品种的疫苗可以同时接种吗？

A：一般情况下，不同品种的疫苗可以同时接种。

● 同时接种的两种或两种以上疫苗如果均为注射类疫苗，应该在不同部位接种。

● 如果没有同时接种，先接种灭活疫苗，后接种另一种灭活疫苗或减毒活疫苗，不需要考虑间隔时间，随时可以接种。

● 如果两种及两种以上注射类减毒活疫苗未同时接种，后接种的另一种减毒活疫苗，则至少需要间隔 28 天。

● 如果第一类疫苗和第二类疫苗接种时间发生冲突，应优先保证第一类疫苗的接种。

现有的实践经验证明，大多数灭活疫苗先接种时，不会干扰后续接种的其他灭活疫苗或减毒活疫苗的免疫应答，也不会增加其不良反应，因此，灭活疫苗可以与其他疫苗同时接种，也可以不同时接种。

有的减毒活疫苗如麻疹疫苗、水痘疫苗，其中任何一种疫苗先接种，都可能会干扰后一种接种疫苗的免疫反应，因此，两者需要间隔一定的时间。

Q95 同时接种不同疫苗会干扰免疫应答效果、增加不良反应吗？

A：接种不同的疫苗，不会影响免疫应答效果，也不会增加不良反应。

为了方便受种者减少前往接种门诊的次数，有时会采取多种疫苗同时接种的方式，这种方式即为同时接种。

同时接种还可以增加适龄的儿童获得充分免疫的机会。家长对同时免疫的担心主要是考虑两种或多种疫苗接种时免疫应答是否会相互干扰或增加不良反应。按照疫苗同时接种原则，同时接种各种疫苗，不会相互干扰抗体的产生，也不会增加不良反应的发生。

我国将疫苗分为第一类疫苗和第二类疫苗，两种疫苗发生预防接种异常反应后的补偿方式不同，为避免出现难以区分导致异常反应的是哪类疫苗的情况，有些地区会要求第一类疫苗与第二类疫苗不要同时接种。

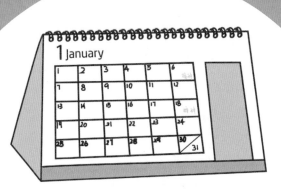

第九章
免疫程序与
免疫策略

Q96 什么是疫苗免疫程序?

A: 疫苗免疫程序是根据科学研究结果确定的最佳接种对象和接种年龄。

接种疫苗时,不能随意选择接种的时间、剂量等,通常情况下,科研人员会根据这种疫苗所预防传染病的特点,结合疫苗自身特性,同时综合考虑实施的保障条件,科学合理地制定一个疫苗接种的种类、针次数量、每次剂量、接种部位、接种年龄,按照这样科学的免疫程序进行接种,才能获得最佳的免疫效果,达到预防疾病的目的。

科研人员考虑的疾病特点包括疾病负担怎么样,比如,结核、麻疹、脊髓灰质炎、白喉、百日咳、新生儿破伤风曾是严重威胁我国儿童健康与生命安全的疾病,因此,我国 1978 年实施计划免疫时,首先将卡介苗、麻疹疫苗、脊髓灰质炎疫苗、百日咳–白喉–破伤风联合疫苗纳入我国免疫规划,制定了相应的免疫程序,为广大儿童免费接种。

科研人员还会考虑疫苗自身特性,比如,疫苗接种能不能产生具有保护力的抗体,需要接种几针次才能达到最好的水平,疫苗对哪个年龄段的儿童接种后效果最好,等等,以确定最佳的接种时间、针次间隔、接种剂量。

科研人员也要兼顾疫苗的供应生产能力能不能满足所有儿童的需要,为所有儿童接种是否有足够的接种医生,是否有足够的储藏疫苗的设备设施等保障性条件,以保证免疫程序可以顺利实施。

Q97 免疫程序是如何制定的?

A: 免疫程序的制定是一个科学的过程。

制定疫苗的免疫程序应当按照循证疫苗免疫策略的方法,通过对疾病的研究、监测和评价,获得某个疫苗可预防传染病的疾病负担、流行病学特征、不同免疫策略的成本效益,结合疫苗临床研究获得的疫苗免疫原性和安全性数据、现场研究获得的疫苗流行病学效果、抗体持久性等多角度数据,考虑受种疫苗者和其他利益相关方的感受,根据疾病控制的目标与规划等全方位的研究与评价证据,最终确定免疫程序。

Q98 为什么需要按免疫程序接种疫苗?

A: 按照免疫程序接种疫苗可以获得良好的免疫效果。

免疫程序是科研人员根据疫苗所预防传染病的特点、疾病负担、疫苗自身特性,结合考虑实施保障条件,科学合理地制定的一个疫苗接种的种类、剂次数量、每次剂量、接种部位、接种年龄的规定。

只有按照免疫程序接种疫苗,才能获得最佳的免疫效果,达到预防疾病的目的。随意提前或推后接种时间都是不可取的。

● 有些心急的父母早早带孩子到医院接种疫苗,以为越早接种、获得免疫力的时间也越早,其实不然。因为孩子出生时,从母亲体内获得的抗体还没有消失,过早接种会对疫苗的免疫反应产生干扰作用,使得疫苗接种不能成功。另外，孩子的免疫系统还没有发育完善，过早接种还不能产生相应的抵抗力。

● 有些孩子因为各种原因错过了接种时间，如果接种时间延后太久，孩子不能及时获得保护，这期间一旦接触致病菌，就很有可能得病。

所以，接种疫苗需要按免疫程序，尽量按时接种。

Q99 错过接种疫苗时间可以补种吗？

A: 暂时错过免疫程序所规定的时间仍然可以补种，不会影响接种效果。

孩子由于患病不得不暂缓接种疫苗的情况时有发生，一般情况下，各种疫苗的免疫程序的间隔是有一定范围的，暂时错过免疫程序所规定的时间仍然可以补种。

比如，麻疹疫苗的初次接种年龄是 8 月龄，这个年龄接种疫苗可以尽早保护儿童，但是我国的免疫程序规定 8 ~ 12 月龄接种第一剂疫苗都是可以的，所以孩子 8 月龄时因病没有接种，可以在随后几个月身体康复后再接种，并不影响疫苗的接种效果。

Q100 为什么要强调及时接种与剂次间隔时间？

A: 预防接种强调按免疫程序及时接种，使孩子及时获得免疫保护。

我国的疫苗上市前的审批极其严格，每一种疫苗都需要进行三期的人体临床试验，疫苗免疫程序的各剂次都是按间隔时间接种，疫苗的安全性和免疫效果都有实证性的科学数据支持。按照程序接种，可以使孩子及时获得免疫保护。

在实际工作中，接种医生会遇到一些特殊情况，比如，使用免疫球蛋白后接种疫苗，两种减毒活疫苗未同时接种，灭活疫苗与减毒活疫苗未同时接种的间隔问题等，遇到这些情况，都可以依据预防接种工作技术规范合理进行处置。

Q101 什么是免疫策略？

A：疫苗免疫策略是一个地区控制疾病流行采取的防控政策中的一部分。

科研人员根据科学研究与调查，获得当地的疾病流行情况、广大人群对于疾病抵抗力情况，制定出控制相应疾病的目标、实施人群、实施方案，按照一定的免疫程序、通过疫苗接种（免疫）提高人群对这种疾病的免疫水平，以达到控制疾病的目的。

Q102 我国常用的免疫策略有哪些？

A：我国的疫苗免疫策略包括常规免疫策略、查漏补种策略、强化免疫策略、应急接种策略。

常规免疫策略　是指儿童按照规定的免疫程序，达到免疫程序规定的起始年龄后即按程序顺次接种的情况。常规免疫通常是在指定的接种门诊由接种医生根据免疫程序的要求，合理安排接种时间、及时接种。

查漏补种策略　由于各种原因，有些孩子没有及时接种，或者没有按程序接种，出现了漏种的情况，这时需要采取查漏补种的策略，比如流动儿童由于流动性大，容易出现漏种情况，可以在这一人群中定期进行接种情况的查验，一旦发现漏种，要及时给予补种，这种策略起到填补空白的作用，是对常规免疫的一种补充。

强化免疫策略　主要是在确立某种疫苗可预防疾病的控制目标后，在常规免疫的基础上，如果发现常规免疫由于疫苗短缺、服务体系缺陷等原因，人群免疫屏障还有较大缺口，可以采取强化免疫措施，即对某一年龄范围的人群，无论既往疫苗免疫史的情况，在较短时间内一律给予一剂接种（一剂为一轮，根据需要可以多轮），从而达到在短期内迅速建立人群免疫屏障，阻断病毒传播的目的。这一策略常用于列入消灭或消除目标的疾病，这一策略只能作为常规免疫的补充手段，不能替代常规免疫。

应急接种策略　主要在疾病流行时或发现疾病有流行的趋势时，为了控制疾病的发展，阻断病原的传播，针对有感染高风险的人群尽快开展接种相应疫苗，使其获得保护抗体，避免发病，控制疫情蔓延。

Q103 什么是人群免疫屏障？如何形成人群免疫屏障？

A: 当大多数人接种了疫苗后，这些人在获得免疫保护的同时也保护了周围个别没有接种的人，这就是接种疫苗形成的人群免疫屏障。

我们大多数人每天都会接触其他的人，包括家庭成员、同事、朋友、邻居等，当然还有陌生人。如果我们患了某种传染病，就有可能通过接触传播给别人。当我们自己通过接种疫苗获得抵抗力时，就可以阻止疾病传

播给别人。也就是说，如果我们自己不得病，也就不会
将疾病传染给别人。在保护我们自己的同时，我们还保
护了那些与我们接触的人。

人群免疫屏障是从流行病学的角度、基于公共卫生
的概念，一个群体抵抗某种感染与传播的能力，是基于
这个群体中具有抵抗水平的人的比例，或者说，大部分
的人群如果通过自然感染疾病或者是通过接种疫苗获得
免疫力后，当疾病再次入侵时，可以保护整个人群不再
受侵袭，即具有抵抗力的人群不仅保护了自己，还保护
了个别没有抵抗力的人。但是要达到这个效果，人群中
具有抵抗力的人的比例必须要达到比较高的水平。不同
的疾病这种比例可能是不一样的，但肯定的是，有抵抗
力的人在人群中比例越高，对整体人群保护的效果越好。
获得抵抗力有两种途径，一种是自然感染得病后获得抗
体，另一种是通过接种疫苗获得抗体但不会得病。

比如脊灰是曾经严重威胁儿童健康的传染病，由于
大多数儿童都接种脊灰疫苗获得免疫力，因而建立起了
人群的免疫屏障，这时对于个别由于各种原因不能接种
疫苗如免疫缺陷者，他们虽然不能通过疫苗接种获得抵
抗力，但是由于周围的人都有抵抗力不得病，也就不会
将疾病传播给他们，从而起到了保护他们的作用。

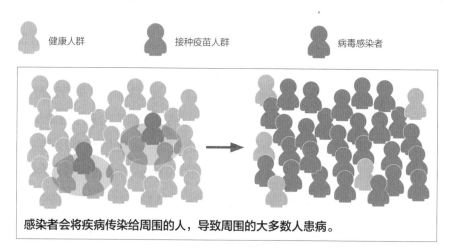

感染者会将疾病传染给周围的人，导致周围的大多数人患病。

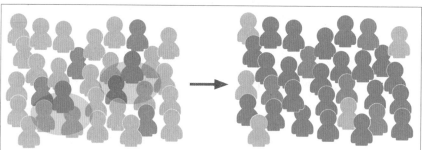

人群中有很少的几个人接种了疫苗，他们虽然不会被传染上疾病，但仍然有大多数人被传染了疾病。

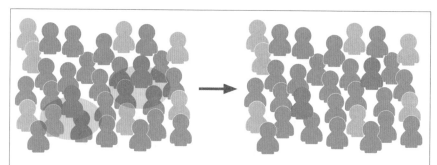

绝大部分人接种了疫苗，这时人群中即使有感染者，也会因为周围的绝大部分人都有免疫力，不会传染疾病，从而避免了被传染。

冷藏车

第十章
疫苗的采购
与储运

Q104 我国审批疫苗的基本原则是什么？

A：疫苗的研制、生产、经营和使用以及监督管理，都必须遵循《中华人民共和国药品管理法》。

　　《中华人民共和国药品管理法》中明确规定：凡是用于预防、治疗和诊断人的疾病，有目的地调节人的生理机能并规定有适应证和功能主治、用法和用量的物质，通称为药品。因此，疫苗属于药品范畴，它的研制、生产、经营和使用以及监督管理，都必须遵循《中华人民共和国药品管理法》。

　　我国国家食品药品监督管理局根据《中华人民共和国药品管理法》《中华人民共和国药品管理法实施条例》《药品注册管理办法》等，负责对我国境内申请疫苗的临床研究、疫苗生产、疫苗进口、疫苗分包装的审批。一个新疫苗的注册分为临床研究与上市申请两个阶段。

Q105 预防接种的疫苗如何采购、配送？

A：预防接种的疫苗要通过省级公共资源交易平台采购。

　　疾病预防控制机构应当根据国家免疫规划和本地区预防、控制传染病的发生、流行的需要，制订本地区疫苗的使用计划，使用计划应当包括疫苗的品种、数量、供应渠道与供应方式等内容。

　　卫生计生行政部门或疾病预防控制机构，通过省级公共资源交易平台采购疫苗，与国产疫苗生产企业或进口疫苗代理商签订合同，约定疫苗的品种、数量、价格等内容。国产疫苗生产企业或进口疫苗代理商应当按照采购合同的约定，向疾病预防控制机构供应疫苗，不得向其他单位或者个人供应。因此，疫苗流通呈单一渠道的闭合式管理与配送。

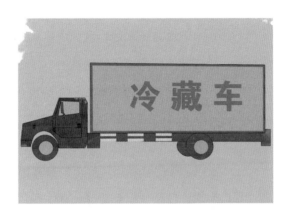

Q106 预防接种的疫苗是如何下发的?

A：疫苗通过单一闭合式的渠道下发。

疾病预防控制机构接到预防接种单位的疫苗需求后，会向疫苗配送企业发出配送的指令，配送企业会按照指令中的疫苗品种、数量，将疫苗配送到预防接种单位。

Q107 什么是疫苗的冷链管理?

A：冷链管理贯穿疫苗从出厂到接种的全过程。

冷链是指为保障疫苗质量，疫苗从生产企业到接种单位，均在规定的温度条件下储存、运输和使用的全过程。

常用的冷链设备包括冷藏车、冷库、冰箱、冷藏箱、冷藏包、冰排和冷链温度监测设备等。冷链设备要有专门的房屋安置并有专人管理，负责正确使用、定期保养，保证设备的良好状态，密切监控冷链设备的状态，发现异常要及时处理，这就是冷链管理。

Q108 为什么疫苗一定要冷藏、冷运？

A：疫苗冷藏、冷运才能保持其生物活性。

疫苗由减毒活病原微生物制成，或用灭活的病原微生物及其代谢产物制成，其成分中大多是蛋白质，光和热可以导致蛋白变性，疫苗就会失去原有的免疫效果。所以，在保存和运输疫苗的过程中，需要保证全程冷藏，个别疫苗甚至需要冷冻储存。

一般来说，疫苗在生产企业和物流配送中心时储存在冷库中，在接种单位时存放在冰箱中。疫苗在运输过程中，也要处于冷藏状态，冷藏车都装有温度监控系统，随时将温度数据上传至监控中心，以确保疫苗始终处于规定的温度范围之内。

Q109 预防接种的疫苗可以溯源吗？

A：通过查询疫苗的批号可以溯源。

每种疫苗均有生产企业名称、生产日期、批号等信息，疫苗从生产企业到配送中心，再到预防接种单位，都会记录详细的信息，结合物流信息以及预防接种系统信息，就能根据疫苗种类、生产日期、批号等信息，追

踪到疫苗现在的存放地点、是否已使用，以及库存还有
多少等信息。

Q110 如何判断疫苗是否失效？

A：看有效期，看是否有渣滓沉淀，请检测机构进行检测。

一是查看疫苗外包装的有效期，过了有效期的疫苗
即可判定为失效疫苗。

二是查看产品的外观性状是否与产品说明书上的一
致。例如，液体制剂是否有渣滓沉淀，如果有的话，也
可判定失效。

三是对液体混浊等个别现象，肉眼无法做出判定的，
也可请求有资质的检测机构进行检测。

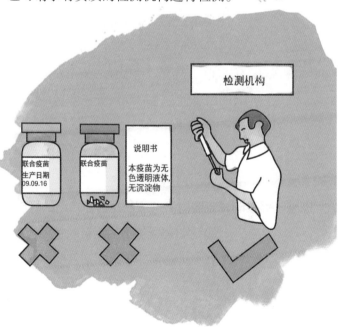

Q111 过期疫苗如何处理？

A: 过期疫苗按医疗废物进行处理。

疾控机构、接种单位发现超过有效期的疫苗，需要向药品监督管理部门报告，并在药品监督管理部门和卫生计生行政部门监督下，将其作为医疗废物进行处理。

Q112 什么是疫苗的热稳定性试验？

A: 疫苗热稳定性试验是测试疫苗对外界常温一定时间的耐受性。

为了保证疫苗的有效性，多数疫苗的储存和运输温度定为 2 ~ 8℃。基于我国当前的疫苗储存和运输设备水平，中间难免会出现短时间内疫苗脱离冷藏环境而处于常温的情况。这是否就导致了疫苗的质量安全问题呢？

疫苗正式出厂前均需要进行热稳定测试，对温度最敏感的疫苗是脊灰减活疫苗，该疫苗可以在 37℃ 坚持 48 小时仍然有效，因此，疫苗对于外界的常温有一定时间的耐受性，短时间内处于常温环境下仍然有效，但不能长时间脱离冷链。

Q113 什么是疫苗的冻结试验？

A: 冻结试验是测试含吸附制剂疫苗是否冻结过的经典试验。

吸附制剂能够增加疫苗的免疫应答，所以一些疫苗中含有吸附制剂。吸附制剂不能冷冻，如果疫苗被冷冻过，不应再使用。

冻结试验能够检查含吸附剂疫苗，如百白破疫苗、乙肝疫苗等是否被冷冻。因为吸附制剂被冷冻后，会形成摇不散的凝结物质，疫苗在充分摇匀后，静置10分钟，瓶内液体会出现上层液体较清，下层液体较混浊的分层现象，即可判断被检疫苗被冻结过。

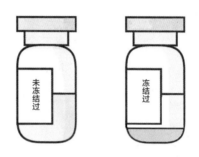

Q114 热标签技术如何应用在疫苗运输中？

A：疫苗热标签能直观看到疫苗运输温度是否合规。

疫苗对温度敏感，热标签（VVM）是一种能够跟踪疫苗从出厂到终端用户的全程时间的温度指示器，可用于疫苗的温度监测。

目前热标签有四种，即VVM2、VVM7、VVM14和VVM30，分别表示在37℃条件下稳定期在2天、7天、14天和30天的疫苗。

热标签的核心是指示器的活性方块颜色随时间和温度的变化，颜色由浅变深，且颜色变化具有渐进、可预见和不可逆的特征。因此，热标签能显示出疫苗在冷链过程中是否过度暴露了热环境。新修订的国务院《疫苗流通和预防接种管理条例》规定，对于冷链运输时间长、需要配送至偏远地区的疫苗，省级疾病预防控制机构应当提出加贴温度控制标签的要求。

Q115 什么是疫苗热挑战性试验？

A：是试验疫苗对多种环境条件的适应情况。

疫苗热挑战性试验是让疫苗接受温度、光照、振动、反复冰冻和融解，甚至氧化等各种苛刻条件的挑战，判断其在特定条件范围内能否保持合格，以及疫苗对环境的适应能力。试验贯穿于疫苗研发、上市及上市后研究的各个阶段。

此外，疫苗获得注册上市后，大部分疫苗在每一批次的出厂前，还要按《中华人民共和国药典》进行 37℃加速稳定性试验检测。根据不同疫苗特性，接受 37℃挑战的时间也有所不同，如果有效成分含量，如活菌数、病毒滴度或效价，下降数值在可接受范围内，且疫苗整体也合格，才能判定该疫苗合格。

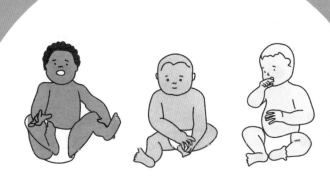

第十一章
不同国家与地区的
儿童免疫程序

Q116 为什么不同国家或地区的免疫规划疫苗和免疫程序有差异?

A: 主要由于各地的传染病流行情况、控制目标和实施预防接种的条件等方面情况有所不同,以至不同国家和地区的免疫规划疫苗与免疫程序会有差异。

免疫规划疫苗是指第一类疫苗,即政府免费向公民提供,公民应当依照政府规定受种的疫苗。

不同国家和地区存在气候、地理、人文等方面的差异,传染病的种类、强度、特点、影响因素与周期等也存在较大差异,所以当地纳入免疫规划的疫苗种类和免疫程序就会有所不同。比如,在美国等西方国家没有结核病的流行,当地儿童不需要接种卡介苗。又如,北京市将国家免疫程序中的 A 群 C 群流脑疫苗第二剂次从 6 岁调整至 9 岁(小学四年级)接种,就是根据流脑疾病监测结果进行调整的。

Q117 什么是国家免疫规划的疫苗免疫程序?

A: 国家免疫规划疫苗包括儿童常规接种疫苗和重点人群接种疫苗两个部分。

儿童常规接种疫苗 包括重组乙型肝炎疫苗(乙肝疫苗,HepB)、卡介苗(BCG)、脊髓灰质炎(脊灰)灭活疫苗(脊灰灭活疫苗,IPV)、口服脊灰减毒活疫苗(脊灰减毒活疫苗,OPV)、无细胞百日咳白喉破伤风联合疫苗(百白破疫苗,DTaP)、白喉破伤风联合疫苗（白破疫苗，DT）、麻疹风疹联合减毒活疫苗（麻风疫苗，MR）、麻疹腮腺炎风疹联合减毒活疫苗（麻腮风疫苗，MMR）、甲型肝炎减毒活疫苗（甲肝减毒活疫苗，HepA-L）、甲型肝炎灭活疫苗（甲肝灭活疫苗，HepA-I）、乙型脑炎减毒活疫苗（乙脑减毒活疫苗，JE-L）、乙型脑炎灭活疫苗（乙脑灭活疫苗，JE-I）、A 群脑膜炎球菌多糖疫苗（A 群流脑多糖疫苗，MPSV-A）、A 群 C 群脑膜炎球菌多糖疫苗（A 群 C 群流脑多糖疫苗，MPSV-AC）。

重点人群接种疫苗　包括在重点地区，对重点人群接种的双价肾综合征出血热灭活疫苗（出血热疫苗，EHF）；发生炭疽和钩端螺旋体病疫情时，对重点人群应急接种的皮上划痕人用炭疽活疫苗（炭疽疫苗，Anth）和钩端螺旋体疫苗（钩体疫苗，Lep）。

国家免疫规划疫苗儿童免疫程序表（2016年版）

疫苗种类		月（年）龄														
名称	缩写	出生时	1月	2月	3月	4月	5月	6月	8月	9月	18月	2岁	3岁	4岁	5岁	6岁
乙肝疫苗	HepB	1	2					3								
卡介苗	BCG	1														
脊灰灭活疫苗	IPV			1												
脊灰减毒活疫苗	OPV				1	2								3		
百白破疫苗	DTaP				1	2	3				4					
白破疫苗	DT															1
麻风疫苗	MR								1							
麻腮风疫苗	MMR										1					
乙脑减毒活疫苗	JE-L								1			2				
或乙脑灭活疫苗	JE-I								1、2			3				4
A群流脑多糖疫苗	MPSV-A							1		2						
A群C群流脑多糖疫苗	MPSV-AC												1			2
甲肝减毒活疫苗	HepA-L										1					
或甲肝灭活疫苗	HepA-I										1	2				

注：1. 选择乙脑减毒活疫苗接种时，采用两剂次接种程序。选择乙脑灭活疫苗接种时，采用四剂次接种程序；乙脑灭活疫苗第1、2剂间隔7～10天。
2. 选择甲肝减毒活疫苗接种时，采用一剂次接种程序。选择甲肝灭活疫苗接种时，采用两剂次接种程序。

Q118 中国各省的免疫程序都一样吗？

A：各省免疫规划疫苗与免疫程序略有一些差异。

按国家《预防接种工作规范》（2016年版）要求，省级人民政府在执行国家免疫规划时，根据辖区传染病的流行情况、人群免疫状况等因素，可以增加免费向公民提供接种疫苗的种类或剂次，疫苗使用原则依照有关部门制订的方案执行，并报国务院卫生计生主管部门备案。

例如，北京市免疫规划疫苗免疫程序与国家免疫程序有些差别，主要有三方面的不同。

第一，覆盖人群范围不同。

国家免疫规划仅覆盖0～6岁人群，而北京市免疫程序目前已覆盖全部人群。

第二，疫苗种类不同。

● 国家免疫规划中，乙脑疫苗包括乙脑减毒活疫苗和乙脑灭活疫苗，甲肝疫苗包括甲肝减毒活疫苗和甲肝灭活疫苗。北京市免疫程序只选择了乙脑减毒活疫苗和甲肝灭活疫苗。

● 国家重点人群接种疫苗有：出血热疫苗、炭疽疫苗和钩端螺旋体疫苗。而北京市在此基础上，在中小学校和托幼机构发生水痘疫情时，增加应急接种水痘疫苗。

● 北京市增加了季节性接种的流感疫苗。

第三，北京市对部分免疫规划疫苗免疫程序的时间和针次进行了适宜调整。

● 乙脑减毒活疫苗起始时间，由国家免疫规划规定的8月龄调整至1岁。

● 乙肝疫苗在国家免疫规划规定的3剂次基础上，在初中一年级增加1剂次。

● 白破疫苗在国家免疫规划规定的1剂次基础上，在初中三年级、大学一年级进京新生分别增加1剂次。

● 麻腮风疫苗在国家免疫规划规定的1剂次基础上，在6岁增加1剂次，同时在大学一年级进京新生中增加1剂麻疹疫苗。

● 乙脑减毒活疫苗在国家免疫规划规定的2剂次基础上，在从非疫区新迁入北京集体单位35岁以下成人中增加2剂次。

● A群C群流脑多糖疫苗第2剂，由国家免疫规划规定的6岁调整至9岁（小学四年级）。

北京市免疫规划疫苗与免疫程序（2017 年版）

疫苗名称	月（年）龄										
	出生	1月	2月	3月	4月	5月	6月	8月	9月	18月	1岁
卡介苗 BCG	●										
乙肝疫苗 HepB	●	●					●				
甲肝灭活疫苗 HepA-I											
脊灰疫苗 PV			●（IPV）	●（bOPV）	●（bOPV）						
百白破疫苗 DTaP				●	●	●					
麻风疫苗 MR								●			
麻腮风疫苗 MMR											
麻疹疫苗 MV											
乙脑减毒活疫苗 JE-L*											●
流脑多糖疫苗 MPSV							●（MPSV-A）		●（MPSV-A）		

续表

北京市免疫规划疫苗与免疫程序（2017年版）

疫苗名称	月（年）龄								
	1.5岁	2岁	3岁	4岁	6岁	小学四年级	初中一年级	初中三年级	大一-进京新生
卡介苗 BCG									
乙肝疫苗 HepB							●		
甲肝灭活疫苗 HepA-I	●	●							
脊灰疫苗 PV				●(bOPV)					
百白破疫苗 DTaP	●				●(DT)			●(dT)	●(dT)
麻风疫苗 MR	●								
麻腮风疫苗 MMR	●								
麻疹减毒活疫苗 MV					●				●
乙脑减毒活疫苗 JE-L*		●							
流脑多糖疫苗 MPSV			●(MPSV-AC)			●(MPSV-AC)			

* 从非接种区新入京的35岁以下成人，如大学生，基础免疫统一剂乙脑减毒活疫苗，第二年加强一剂。

BCG: 卡介苗
HepA-I: 甲型肝炎灭活疫苗（甲肝灭活疫苗）
IPV: 脊髓灰质炎（脊灰）灭活疫苗（脊灰灭活疫苗）
DTaP: 无细胞百日咳白喉破伤风联合疫苗（百白破疫苗）
dT: 白破疫苗（成人及青少年用）
MMR: 麻腮风联合减毒活疫苗（麻腮风疫苗）
JE-L: 乙型脑炎减毒活疫苗（乙脑减毒活疫苗）
MPSV-AC: A群C群脑膜炎球菌多糖疫苗（A群C群流脑多糖疫苗）

HepB: 重组乙型肝炎疫苗（乙肝疫苗）
PV: 脊髓灰质炎疫苗
bOPV: 二价口服脊髓灰质炎减毒活疫苗（脊灰减毒活疫苗）
DT: 白喉破伤风联合疫苗（白破疫苗）
MR: 麻疹风疹联合减毒活疫苗（麻风疫苗）
MV: 麻疹减毒活疫苗（麻疹疫苗）
MPSV-A: A群脑膜炎球菌多糖疫苗（A群流脑多糖疫苗）

再如，上海市免疫规划疫苗免疫程序也与国家稍有不同：

● 脊灰疫苗免疫程序由国家的第 1 剂次接种 IPV 的程序，调整为第 1、2 剂次均接种 IPV 的免疫程序。

● 4 岁时比国家规定增加 1 剂次麻腮风疫苗。

● 在 60 岁及以上户籍人群中接种剂次 23 价肺炎多糖疫苗。

上海市免疫规划疫苗与免疫程序（2017年版）

疫苗名称		出生时	1月	2月	3月	4月	5月	6月	8月	9月	18月	2岁	3岁	4岁	6岁	≥60岁
乙肝疫苗		1	2					3								
卡介苗		1														
脊灰疫苗	灭活			1	2											
	减活					1								2		
百白破疫苗					1	2	3				4					
流脑多糖疫苗	A群							1		2						
	AC群												1		2	
麻风疫苗									1							
乙脑减活疫苗									1			2				
腮腺炎疫苗											1			2		
甲肝灭活疫苗											1	2				
白破疫苗															1	
23价肺炎多糖疫苗																1

注：1.23价肺炎多糖疫苗、"60岁以上老年人肺炎疫苗接种"是上海市重大公共卫生服务项目之一，为本市户籍且60岁及以上老年人免费接种1剂次23价肺炎多糖疫苗。
2.相关疫苗补种、特殊儿童接种等按照《上海市预防接种工作规范》等执行。

Q119 美国的儿童疫苗免疫程序和中国的一样吗？

A：美国的儿童疫苗免疫程序和中国的儿童疫苗免疫程序有很大差异。

美国从出生到 15 月龄儿童疫苗免疫程序（2017 版）

疫苗名称	月（年）龄							
	出生	1月	2月	4月	6月	9月	12月	15月
乙肝	第1剂	第2剂			第3剂			
轮状			第1剂	第2剂	参见注释1			
百白破（<7岁）			第1剂	第2剂	第3剂			第4剂
Hib			第1剂	第2剂	参见注释2		第3剂或者第4剂	
13价肺炎			第1剂	第2剂	第3剂		第4剂	
灭活脊灰			第1剂	第2剂	第3剂			
流感					年度接种1或2剂			
麻腮风					参见注释3		第1剂	
水痘							第2剂	
甲肝							2剂次，参见注释4	

注释：
1. Rotarix 疫苗免疫程序是 2、4 月龄；RotaTeq 疫苗免疫程序是 2、4、6 月龄，若分不清已接种疫苗的品牌，在 6 月龄时推荐接种第 3 剂。
2. ActHib, MenHibrix, Hiberix, or Pentacel 疫苗基础免疫程序是 2、4、6 月龄，PedvaxHib 疫苗程序是 2、4 月龄，可以在 12 ~ 15 月龄完成第 3 或第 4 剂的加强免疫剂次。
3. 若在 1 岁内离境国际旅行，需要在 6 ~ 11 月龄接种 1 剂次麻腮风疫苗，随后在 12 ~ 15 月龄接种第 2 剂次麻腮风疫苗。
4. 在 12 月龄到 23 月龄内起始接种 2 剂次的甲肝疫苗，剂次间隔 6 ~ 18 个月。
5. 人乳头瘤病毒疫苗接种 2 剂次。11、12 岁青少年的 0，6 ~ 12 个月内接种。程序可以开始于 9 岁。
6. MenACWY-CRM 或 MenACWY-D 流脑疫苗在儿童 11 ~ 12 岁接种 1 剂，16 岁加强接种 1 剂。对于有高危险因素的 2 月龄至 18 岁人群可以参考接种 ACWY 流脑结合疫苗。
7. 23 价肺炎疫苗接种 1 剂次，且 5 年内不能重复接种，适用于镰状细胞病或其他病的孩子如功能性无脾；先天性或获得性免疫缺陷病；HIV 感染；慢性肾衰竭；肾病综合征；与免疫抑制药物或放射治疗相关的疾病，包括恶性肿瘤、白血病、淋巴瘤和霍奇金病；全身恶性肿瘤；器官移植；或多发性骨髓瘤；等等。

美国从18月龄到18岁人群疫苗免疫程序（2017版）

疫苗名称	月（年）龄								
	18月	19~23月	2~3岁	4~6岁	7~10岁	11~12岁	13~15岁	16岁	17~18岁
乙肝	第3剂								
百白破	第4剂			第5剂					
灭活脊灰	第3剂			第4剂					
流感		年度接种1或2剂					年度接种1次		
麻腮风				第2剂					
水痘				第2剂					
甲肝	2剂次，参见注释4								
流脑						第1剂		第2剂	
百白破（≥7岁）						第1剂			
人乳头瘤						参见注释5			
流脑						参见注释6			
23价肺炎			参见注释7						

注释：

1. Rotarix 疫苗免疫程序是 2、4 月龄；RotaTeq 疫苗免疫程序是 2、4、6 月龄，若分不清已接种疫苗的品牌，在 6 月龄时推荐接种第 3 剂。

2. ActHib、MenHibrix、Hiberix，or Pentacel 疫苗基础免疫程序是 2、4、6 月龄，PedvaxHib 疫苗免疫程序是 2、4 月龄，可以在 12 ~ 15 月龄完成第 3 或第 4 剂的加强免疫剂次。

3. 若在 1 岁内离境国际旅行，需要在 6 ~ 11 月龄接种 1 剂次麻腮风疫苗，随后在 12 ~ 15 月龄接种第 2 剂麻腮风疫苗。

4. 在 12 月龄到 23 月龄内起始接种 2 剂次的甲肝疫苗，剂次间隔 6 ~ 18 个月。

5. 人乳头瘤病毒疫苗接种 2 剂次。11、12 岁青少年的 0、6 ~ 12 个月内接种。程序可以开始于 9 岁。

6. MenACWY-CRM 或 MenACWY-D 流脑疫苗在儿童 11 ~ 12 岁接种 1 剂，16 岁加强接种 1 剂。对于有高危险因素的 2 月龄至 18 岁人群可以参考接种 ACWY 流脑结合疫苗。

7. 23 价肺炎疫苗接种 1 剂次，且 5 年内不能重复接种，适用于镰状细胞病或其他病的孩子如功能性无脾；先天性或获得性免疫缺陷病；HIV 感染；慢性肾衰竭；肾病综合征；与免疫抑制药物或放射治疗相关的疾病，包括恶性肿瘤，白血病，淋巴瘤和霍奇金病；全身恶性疾病；器官移植；或多发性骨髓瘤；等等。

正是因为不同国家和地区存在气候、地理、人文等方面的条件差异，传染病的种类、强度、特点、影响因素与周期均存在较大差异，美国和中国的免疫规划疫苗及程序有很大差异，有很多在国外为免疫规划范围内的疫苗，如肺炎疫苗、流感疫苗、人乳头瘤疫苗和水痘疫苗等在我们国家现阶段还属于第二类疫苗范畴。

Q120 各个国家或地区的免疫规划疫苗和免疫程序会随时间调整变化吗?

A: 各个国家或地区免疫规划疫苗和免疫程序会随疾病控制状况而调整。

免疫程序不是一成不变的，随着疾病谱的变化、流行规律的改变以及新型疫苗的批准上市等，会进行适宜的调整。比如，在我国现行免疫规划疫苗的免疫程序中，脊灰免疫程序采用1剂次脊灰灭活疫苗起始免疫、3剂次脊灰减毒活疫苗完成后续剂次免疫的序贯免疫，与此前的4剂次均是脊灰减毒活疫苗的免疫程序有所不同，原因就是与全球消灭脊灰进程有关，全球于2016年5月1日起，第一剂次停止使用脊灰减毒活疫苗。

第三部分

预防接种法律规章与宣传主题

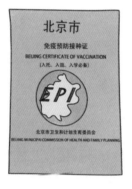

第十二章
预防接种的
重要法律与规章

Q121 目前我国预防接种的主要法律与规章有哪些?

A: 目前,我国预防接种的法律与规章比较健全。

我国预防接种的主要法律与规章如下。

● 全国人大发布的《中华人民共和国传染病防治法》(2004 年修订)和《中华人民共和国药品管理法》(2001 年修订)。

● 国务院颁布的《疫苗流通和预防接种管理条例》(2016 年修订版)。

● 国家药典委员会编制的《中华人民共和国药典》(2015 年版)。

● 国家卫计委发布的《预防接种工作规范》(2016 年版)。

Q122 国家法律对儿童预防接种是如何规定的?

A: 国家法律规定对儿童实行预防接种证制度。

《中华人民共和国传染病防治法》(2004 年修订)第十五条规定: "国家实行有计划的预防接种制度。国务院卫生行政部门和省、自治区、直辖市人民政府卫生行政部门,根据传染病预防、控制的需要,制定传染病预防接种规划并组织实施。用于预防接种的疫苗必须符合国家质量标准。

"国家对儿童实行预防接种证制度。国家免疫规划项目的预防接种实行免费,医疗机构、疾病预防控制机构与儿童的监护人应当相互配合,保证儿童及时接受预防接种。具体办法由国务院制定。"

每个儿童都应当按照国家规定，在预防接种单位办理预防接种证，如实记录儿童每次接种疫苗的情况，并由儿童家长或监护人长期保留和备用。

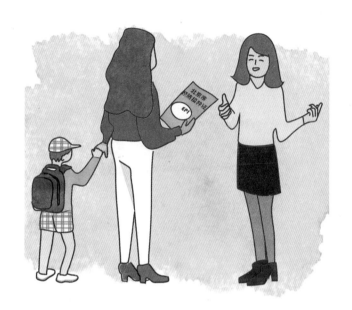

Q123 预防接种证有哪些作用与保存要求？

A：预防接种证是儿童预防接种的凭证，也是儿童入托、入学和成年后就业、出国的身份健康证明之一，需要长期保存。

我国《疫苗流通和预防接种管理条例》（2016 年修订版）第二十六条规定："国家对儿童实行预防接种证制度。在儿童出生后 1 个月内，其监护人应当到儿童居住地承担预防接种工作的接种单位为其办理预防接种证。接种单位对儿童实施接种时,应当查验预防接种证,并做好记录。儿童离开原居住地期间,由现居住地承担预防接种工作的接种单位负责对其实施接种。预防接种证的格式由省、自治区、直辖市人民政府卫生主管部门制定。"

因此,每名儿童出生后,都应在预防接种单位建立预防接种证,便于儿童按免疫程序接种疫苗。每次接种疫苗时,家长应携带预防接种证,接种医生对儿童实施接种疫苗前,需要查验和核实预防接种证的记录,以便正确接种疫苗。每次接种完成后,接种医生还要在预防接种证上做好记录,如接种时间、接种剂量、疫苗批号等信息。

预防接种证是儿童预防接种的凭证,也是儿童入托、入学和成年后就业、出国的身份健康证明之一,需要长期保存。

Q124 如何为新生儿办理预防接种手续?

A: 儿童出生后1个月内监护人应为其办理预防接种证。

国家卫计委发布的《预防接种工作规范》(2016年版)规定,儿童出生后1个月内,其监护人应该携带儿童的出生证明、乙肝疫苗、卡介苗接种记录等,到儿童居住地的预防接种单位为其办理预防接种证。

同时,接种医生对儿童的相关信息进行登记,包括儿童的姓名、性别、出生日期、父母姓名、居住地址等基本情况，乙肝疫苗、卡介苗的接种信息，并根据当地的免疫程序为儿童预约后续应接种的疫苗和接种时间。

Q125 儿童入幼儿园、入学为什么要查验预防接种证？

A：查验接种证可以提高疫苗接种率，预防传染病在托幼园所和学校的流行。

由于学校、幼儿园属于人群密集区域，易造成传染病的传播和流行，所以我国国务院颁布的《疫苗流通和预防接种管理条例》（2016年修订版）第二十七条规定："儿童入托、入学时，托幼机构、学校应当查验预防接种证，发现未依照国家免疫规划受种的儿童，应当向所在地的县级疾病预防控制机构或者儿童居住地承担预防接种工作的接种单位报告，并配合疾病预防控制机构或者接种单位督促其监护人在儿童入托、入学后及时到接种单位补种。"目的是提高免疫规划疫苗接种率，巩固幼托儿童和学生的人群免疫屏障，预防传染病在托幼园所和学校的流行。

Q126 预防接种卡与预防接种证有什么不同？

A：预防接种证由家长保存，预防接种卡由接种单位保存。

根据国家卫计委发布的《预防接种工作规范》（2016年版），预防接种单位除了为辖区内每个适龄儿童建立预防接种证外，还需建立预防接种卡（或电子接种记录），预防接种证由家长保存，预防接种卡（或电子接种记录）

则由预防接种单位保存。

预防接种卡（或电子接种记录）记录了儿童所有疫苗接种信息，并应与预防接种证上的信息保持一致，由预防接种单位长期保存至儿童年满 22 岁。

建立预防接种卡（或电子接种记录）可以方便预防接种单位的日常管理，及时安排、通知儿童接种疫苗，提高管理区域内儿童的疫苗接种率。而且，预防接种单位长期保存儿童接种疫苗纸质或电子凭证，一旦儿童丢失了预防接种证，接种医生可以凭其预防接种卡或信息系统中的电子记录为其补办预防接种证和补齐儿童疫苗接种信息。

Q127 为什么接种疫苗前要告知？知情同意书由谁签署？

A：预防接种知情告知与知情同意是双方的责任，儿童接种疫苗的知情同意书应由其监护人签署。

我国《疫苗流通和预防接种管理条例》（2016 年修订版）规定："医疗卫生人员在实施接种前，应当告知受种者或者其监护人所接种疫苗的品种、作用、禁忌、不良反应以及注意事项，询问受种者的健康状况以及是否有接种禁忌等情况，如实记录告知和询问情况。受种者或者其监护人应当了解预防接种的相关知识，如实提供受种者的健康状况和接种禁忌等情况。"

我国多数地区的接种疫苗前告知与知情同意是以书面形式体现，其作用是一方面可以促进卫生人员履行告知义务，判断受种者是否符合接种疫苗条件，另一方面使受种者或者其监护人可以更多地了解疫苗相关知识，提前清楚接种疫苗后的注意事项及可能出现的不良反应，使受种者的知情权和健康权得到最大限度保护。

Q128 如何阅读预防接种知情同意书？

A：正确阅读，关注重点。

阅读预防接种知情同意书，应重点关注以下几点。

● 所接种的疫苗预防哪一种或哪些传染病。

● 所接种疫苗与预防接种证中预约的疫苗是否一致。

● 受种者年龄是否与该疫苗接种的年龄范围相符合。

● 仔细阅读拟接种疫苗的禁忌，判断是否适宜接种。

● 认真阅读疫苗接种后的注意事项、可能出现的不良反应。

● 记住接种人员告知的疫苗接种后出现的不良反应的处理办法。

Q129 如何办理儿童迁居时预防接种门诊变更手续？

A：孩子迁居时，家长应及时为其办理预防接种门诊变更手续，保证疫苗接种的连续性。

孩子迁出现居住地时，应先到原预防接种单位办理迁出手续，再到新居住地的预防接种单位办理迁入手续，保证预防接种顺利衔接，防止出现疫苗漏种情况。具体做法如下。

● 在孩子离开现居住地前，监护人携带孩子的预防接种证到原预防接种单位办理预防接种关系迁出手续，包括向接种医生提供孩子将要离开现居住地的时间、目的居住地、是否为永久性迁出等基础信息。接种医生会将孩子迁出的相关信息做好记录。

● 孩子到达新居住地后，监护人应尽快携带孩子的预防接种证到就近的预防接种单位办理迁入手续，包括向接种医生提供儿童在新居住地的居住起始时间、详细地址等基础信息，接种医生为孩子建立新的预防接种卡（或电子接种记录），并根据孩子以前的接种疫苗记录，按免疫程序安排好后续疫苗的接种。

Q130 预防接种证丢失如何补办？以前的接种记录还能找回吗？

A：　可到预防接种单位补办，通过查找预防接种卡（或电子接种记录）获得既往的接种记录。

预防接种证由受种者及其监护人长期保存，预防接种卡由接种单位长期保存。目前，我国的多数地区的接种单位对儿童的预防接种信息实施电子化管理，预防接种卡已由电子接种记录替代。

当发现孩子的预防接种证丢失时，应当及时到预防接种单位说明情况，补建预防接种证，并准确提供孩子的姓名、性别、出生日期、家长姓名等信息，帮助医生查找到预防接种卡（或电子接种记录），获得既往疫苗接种记录，并将查询到的接种疫苗记录，补登在新预防接种证内。

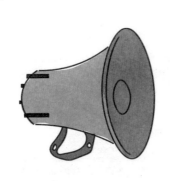

第十三章
全国预防接种
宣传日

"4·25" 全国预防接种宣传日的来历

　　"4·25" 全国预防接种宣传日起于 1986 年。为了加强我国免疫规划工作的组织实施，进一步提高影响力，促进社会各界人士积极参与，保证高免疫接种率，有效防止相应传染病的发生和流行，达到最终消灭疾病的目的。1986 年经国务院批准确定，成立了全国计划免疫协调领导小组，确定了每年 4 月 25 日为全国儿童预防接种宣传日。每年确定一个主题，全国开展多种形式的宣传活动。

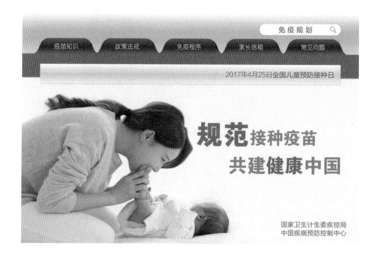

"4·25"全国预防接种宣传日1990年以来历次主题

历次宣传日	主题内容
1990 年第 4 次	使全国免疫接种率达到 85% 以上
1991 年第 5 次	儿童的权利与机会——免疫、消灭脊髓灰质炎
1992 年第 6 次	消灭脊髓灰质炎，开展乙型肝炎疫苗接种，保护儿童健康
1993 年第 7 次	社会参与——消灭脊髓灰质炎
1994 年第 8 次	1995 年——全国消灭脊髓灰质炎
1995 年第 9 次	无脊髓灰质炎世界
1996 年第 10 次	普及儿童免疫，向孩子们献出一片爱心
1997 年第 11 次	让每一个未免疫的儿童得到免疫
1998 年第 12 次	免疫——孩子健康与家庭幸福
1999 年第 13 次	乙肝——健康的大敌，疫苗——预防的武器
2000 年第 14 次	免疫——关注流动人口中的儿童
2001 年第 15 次	保持无脊髓灰质炎状态
2002 年第 16 次	为了孩子健康注射乙肝疫苗
2003 年第 17 次	乙肝疫苗——献给新生命的爱
2004 年第 18 次	免疫接种，预防乙肝
2005 年第 19 次	实施免疫规划，保护儿童健康
2006 年第 20 次	同样的权利，同样的健康——关注流动儿童预防接种
2007 年第 21 次	让每个儿童都能按时接种疫苗是各级政府的责任
2008 年第 22 次	预防接种，健康的保障
2009 年第 23 次	及时接种疫苗，人人享有健康

历次宣传日	主题内容
2010 年第 24 次	消除麻疹，控制乙肝，你我共参与
2011 年第 25 次	接种疫苗，宝宝健康
2012 年第 26 次	接种疫苗，家庭责任
2013 年第 27 次	宝宝健康——从接种疫苗开始
2014 年第 28 次	接种疫苗，保障健康
2015 年第 29 次	预防接种——孩子的权利，社会的责任
2016 年第 30 次	依法预防接种，享受健康生活
2017 年第 31 次	规范接种疫苗，共建健康中国

世界卫生组织世界免疫周的由来

世界卫生组织世界免疫周起自 2012 年。为了强调扩大免疫在拯救生命方面的重要性，并鼓励家庭为预防致命性疾病而使自己的孩子们获得免疫接种，世界卫生组织于 2012 年起，联合全球的各个国家，于每年 4 月的最后一周（24 - 30 日），组织为期一周的扩大免疫、公众教育和信息共享活动。

世界卫生组织历次世界免疫周主题

世界免疫周	主题内容
2013 年世界免疫周	保护你的世界——接种疫苗
2014 年世界免疫周	挑选海报，开展宣传
2015 年世界免疫周	弥合免疫差距
2016 年世界免疫周	弥合免疫差距：人人终生获得免疫服务
2017 年世界免疫周	接种疫苗，利于防病

接种疫苗，利于防病，保护个人和社区

免疫接种可以防范严重疾病。

普及免疫接种可以保护广大人群，其中包括：

尚不能接种疫苗的婴儿。

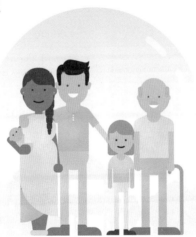

可能会患严重疾病的**老年人。**

所服药物可使免疫力降低的人群。

向医生查询您是否已充分接种疫苗。 世界卫生组织

附：常用疫苗中英文名称及简称对照表

疫苗中文名称	英文缩写	疫苗英文全名
卡介苗	BCG	Bacille Calmette-Guerin Vaccine
重组乙型肝炎疫苗（乙肝疫苗）	HepB	Recombinant Hepatitis B Vaccine
甲型肝炎灭活疫苗（甲肝灭活疫苗）	HepA-I	Hepatitis A Vaccine,Inactivated
甲型肝炎减毒活疫苗（甲肝减毒活疫苗）	HepA-L	Hepatitis A Vaccine,Live
甲型肝炎乙型肝炎联合疫苗（甲乙肝联合疫苗）		Hepatitis A and B Combined Vaccine
口服Ⅰ型Ⅲ型脊髓灰质炎（脊灰）减毒活疫苗（脊灰减毒活疫苗）	OPV	Poliomyelitis（Live）Vaccine Type I Type Ⅲ,Oral
脊髓灰质炎（脊灰）灭活疫苗（脊灰灭活疫苗）	IPV	Poliomyelitis Vaccine (Inactivated)
无细胞百日咳白喉破伤风联合疫苗（百白破疫苗）	DTaP	Diphtheria,Tetanus and Acellular Pertussis Combined Vaccine
白喉破伤风联合疫苗（白破疫苗）	DT	Diphtheria and Tetanus Combined Vaccine,Adsorbed

疫苗中文名称	英文缩写	疫苗英文全名
麻疹风疹联合减毒活疫苗（麻风疫苗）	MR	Measles and Rubella Combined Vaccine, Live
麻疹腮腺炎联合减毒活疫苗（麻腮疫苗）	MM	Measles and Mumps Combined Vaccine, Live
麻疹腮腺炎风疹联合减毒活疫苗(麻腮风疫苗)	MMR	Measles, Mumps and Rubella Combined Vaccine, Live
麻疹减毒活疫苗（麻疹疫苗）	MV	Measles Attenuated Live Vaccine
风疹减毒活疫苗（风疹疫苗）	RubV	Rubella Attenuated Live Vaccine
乙型脑炎减毒活疫苗（乙脑减毒活疫苗）	JE-L	Japanese Encephalitis Vaccine, Live
乙型脑炎灭活疫苗（乙脑灭活疫苗）	JE-I	Japanese Encephalitis Vaccine, Inactivated
A群脑膜炎球菌多糖疫苗（A群流脑多糖疫苗）	MPSV-A	Group A Meningococcal Polysaccharide Vaccine
A群C群脑膜炎球菌多糖疫苗（A群C群流脑多糖疫苗）	MPSV-AC	Group A and C Meningococcal Polysaccharide Vaccine

疫苗中文名称	英文缩写	疫苗英文全名
ACYW135群脑膜炎球菌多糖疫苗	MPSV-ACYW	Group ACYW135Meningococcal Polysaccharide Vaccine
b型流感嗜血杆菌结合疫苗	Hib	Haemophilus Type b Conjugate Vaccine
吸附无细胞百白破灭活脊髓灰质炎b型流感嗜血杆菌联合疫苗	DTaP-IPV-Hib	Diphtheria, tetanus, pertussis(acelluar,component),poliomyelitis(inactivated)vaccine and Haemophilus type b conjugate vaccine, Adsorbed